朝のコーヒー、夜のビールがよい仕事をつくる

人生を変える飲む習慣

マブチメディカルクリニック 院長
学校法人 食糧学院 副学院長
馬渕知子

クロスメディア・パブリッシング

断言します。
コーヒーとビールで、
仕事のパフォーマンスを
上げることができます。

「朝のコーヒー、夜のビール？
ほぼ毎日飲んでるけど？」
そう思ったあなたに朗報です。

なぜなら、コーヒーとビールは、
最速で自律神経をリセットできる
「最強のパフォーマンス飲料」
としてのエネルギーを秘めているからです。

コーヒーとビールを
普段からよく飲んでいるあなたは、
医学的に正しい！

「へー、そりゃすごい！
……って、別にパフォーマンス
上がってないけど……」

そう感じてしまうのは、
きっと正しい飲み方を知らないから。
ただ漫然と飲んでいるだけでは、
コーヒー&ビールの真のパワーを
有効活用することはできません。

いつもの1杯を
ハイパフォーマンス飲料に変える。
そのためには、ちょっとしたコツがあるのです。

この本では、
コーヒーとビールに秘められた
すごいパワーを明らかにするとともに、
単なる嗜好品として味わうのではなく、
パフォーマンスの最大化を可能にする
二重の意味で「うまい飲みこなし方」を
お伝えします。

想像してみてください。

大好きなコーヒーとビールを
美味しく楽しみながら、
疲れやストレスを除くことができるのです。

仕事もプライベートも絶好調！
この本を読み終える頃には、
きっとそんな毎日を手に入れているはずです。

はじめに

コーヒーとビールこそ、最強のハイパフォーマー飲料だ！

健康な体と精神があってこそ、毎日の仕事が充実し、良い結果を出せる。そのためには、栄養バランスのとれた食事に十分な睡眠、適度な運動といった、いわゆる規則正しい生活が必要である——。

頭ではわかっていても、現実はそううまくはいきません。

日々の残業や飲み会で食生活は乱れ、睡眠時間は削られ、運動に行く時間も気力もない。パフォーマンスを整え毎日絶好調で最高のパフォーマンスをと願いながらも、頭の中に浮かぶのは、「だるい」「疲れた」「眠い」「やる気が出ない」といった嘆きの言葉ばかり。

そんな現代ビジネスパーソンに朗報があります。多くの人が朝の仕事始まりを共にする「コーヒー」と、仕事の終わりを一緒に迎える「ビール」が、多忙なビジネスパーソンの救世主になる可能性があるのです！

一般的には、コーヒーもビールも「嗜好品」のひとつであると考える人が多いと思いますが、それは非常にもったいないこと。なぜならコーヒーとビールには、それぞれにビジネスパーソンのメンタルや体調を支える働きがあるからです。

生活の一部のようになっている何気なく飲むコーヒー。

そして、「とりあえず生！」などと親しまれている、1杯目のビール。

あまりにも身近な存在になっているだけに、今まであまり着目されてきませんでしたが、このコーヒー＆ビールを飲みこなすことができる人こそが、自らの健康を管理し仕事の成果を上げられる、真のビジネスパーソンなのだと、私は信じています。

今日から、いや今から、あなたもコーヒーとビールに秘められた力を知ることで、できるビジネスパーソンとしての第一歩を踏み出してほしい。本書がその一助となることを、心より願っています。

著者

序章
コーヒー＆ビール最強説
この2つを飲みこなせば「最速コンディショニング」が可能になる

第1章
パフォーマンスを下げるコーヒー&ビールのイケてない飲み方

第2章 コーヒーでハイパフォーマーになる

第3章
太らないビール、酔わないビール

第4章 パフォーマンスを底上げする水分補給のルール

序章

コーヒー＆ビール
最強説

この２つを飲みこなせば
「最速コンディショニング」が可能になる

飲み物は、食べ物の50倍速で
己を覚醒させる。
だから一流は、三度の飯より
「飲む」にこだわる。

飲み物を飲まずして生きていける人はいません。水、お茶、清涼飲料水、コーヒー、ビール等々。1日のうち絶対に何かしらの飲料を口にするはずです。

しかし、飲み物に秘められた本来のパワーに気が付いている人は少ないのではないでしょうか。おそらくほとんどの人が、「飲み物は単に喉を潤すためのもの」「食べ物は気にするけれど、飲み物は食事のついでになんとなく飲んでいる」という具合だと思います。

こんなふうに、飲み物を「水分補給」や「補助的なもの」として片づけてしまうのは非常にもったいないこと。なぜなら飲み物は、食べ物に比べて圧倒的に「身近」で「手軽」、加えて「即効性」を持ち合わせているからです。

飲料は口から入った後、5秒前後で喉を通過し、5分前後で胃での消化吸収が済んでしまいます。しかし、食べ物は口から入ってから喉を通過するのに1分程度、胃での消化に4時間前後かかるものがほとんどです。単純に計算すれば、50倍くらいのスピードで消化吸収が行われる脅威の速さを誇るのが飲み物なのです。そして、飲み物は胃からも吸収されていきます。栄養の多くは小腸で吸収されますが、水に溶けた栄養成分は胃から水分と共に体内に入り込むのです。**つまり、飲み物に秘められたパワーは数分以内に体内を巡るということでもあります。**

もちろん、食事に時間をかけるのは健康上も精神上も大切なことです。でも、「バランスのとれた栄養のある食事を、毎日、決まった時間にしっかり食べる」ということを実行できる人がどれだけいるのかも疑問です。

たとえ三食きっちりバランスのよい食事を摂れずとも、ある程度の代打は飲み物がこなします。しかも短時間で。一食30分を単純に三食で換算すると、1日に1時間半。一食を終えるうちに、新幹線ならば東京から名古屋まで到達できる時間です。すべての食事を短縮したり、内容をおろそかにすることはおすすめしません。しかし、ビジネスマンにとって飲料を活用し食事の時間を上手く調整することは、自分自身の心と体を守り、さらにパフォーマンスを向上させる手段になりえます。多忙なビジネスマンこそ、飲み物に秘められたパワーを知り、上手く使いこなす技を身につけるべきではないでしょうか。

飲み物のパワーはすごい！

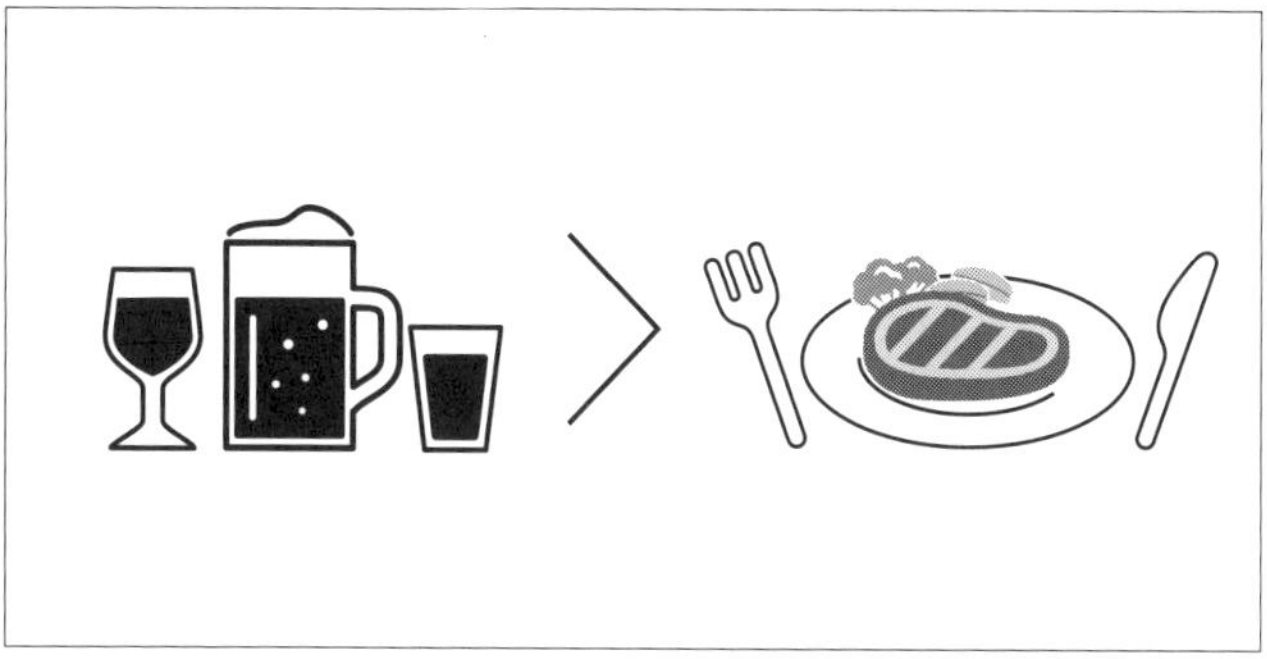

身近で手軽ですぐに効く！

なぜあの人は常に絶好調なのか？
高いパフォーマンスのカギは
「自律神経」にあり。

多忙なビジネスパーソンのコンディションを整える「ハイパフォーマー飲料」として強くおすすめしたいのが、コーヒーとビール。どちらも日常的に飲まれている、あまりにも身近な飲料ですが、実はこの2つには、「自律神経」を整える働きがあるのです。

自律神経とは、私たちの意思と関係なく、生命維持を行うために働く神経のことです。人間はあれこれ考える忙しい生き物ですから、いちいち細かい部分まで気を使ってはいられません。それに、生命にかかわる重要な反応は人間の考えや日常生活に左右されては困りますから、勝手に動くようになっているのです。

上司の前で緊張してドキドキする、大事なときにお腹を壊したり痛くなる、怒ってはいけないと思っても怒鳴ってしまったり、落ち込んでいけないと踏ん張っても沈んでいく……。そのすべてに自律神経が関係しています。

自律神経は、働きが真逆である「交感神経」と「副交感神経」という2種類で構成されており、これらが絶妙に力関係を保つことで健康な状態を維持しています。ですから、このバランスが乱れると、自分自身ではどうすることもできない不調が次から次へと体に現れることになります。

左に挙げた項目は、「自律神経の乱れ」によって引き起こされる不調のごく一部ですが、これでは仕事に集中するのも一苦労、といった症状ばかり……。いくら**優秀な人であっても、コンディションが整っていないのではその能力も発揮できません。**

常に高いパフォーマンスを維持し、結果を出すためには、こうした不調とは無縁であることが必要条件です。**そう考えると、ハイパフォーマーとは、自律神経が整っている人、とも言えるでしょう。**

自律神経の乱れに起因する不調

- □ 気分の起伏が激しい（情緒不安定）
- □ 落ち込みやすい
- □ むやみやたらとイライラすることがある
- □ 集中力低下
- □ 光が眩しく感じる
- □ 目が乾く（ドライアイ）
- □ 胃腸の調子が悪いことが多い
- □ 下痢や便秘がちである。
あるいは、下痢や便秘を繰り返す
- □ 全身の疲労感が続いている
- □ 寝ても寝ても、寝たりない
- □ めまいや耳鳴りを感じることがある
- □ 顔、手足など、限定的に汗を多量にかく
- □ 冷え性である
- □ 喉にものがつかえる感じがする、
違和感がある

「朝のコーヒー、夜のビール」が自律神経を整え、パフォーマンスを最大化する。

自律神経は基本的に、自分自身ではコントロールしにくいものですが、コーヒーとビールの飲み方次第で、交感神経と副交感神経のバランスをうまく整えることができます。

コーヒーには色々と種類がありますが、カフェインが適度に含まれているものには交感神経を優位に働かせる力があります。交感神経が働けば、やる気ホルモンでもあるアドレナリンが全身をまわり興奮状態へ導きますから、仕事は全開モード！ 頭の回転も速くなり、仕事への集中力も高まります。

短時間で効率のよい勉強をしたいならば、カフェイン濃度が高めのコーヒーを飲んでください。集中力がまし、また、難しい書物でも眠気に負けることなく読み進めることができるはずです。

また、コーヒーのアロマには、緊張を解きほぐし気分をリラックスさせる働きがあります。絶対に誰にも負けないビジネスプランを練り込んだのに、緊張や口下手で上司や先方に上手く伝えられなければ、意味がありません。こんな時は、まずは薫り高いコーヒーをプレゼン前に試して下さい。

では、一方のビールはというと…？ こちらは、主に副交感神経に働きかけます。適度な量のビールは副交感神経を優位にし、リラックス作用を全身にもたらしてくれるのです。1日中働き詰めで、すっかり高ぶっている神経をなだめ癒す力もあれば、会食時の緊張感を和らげ、よい流れをつくることにも役立ちます。

ビールの持つ、気分を落ち着かせ寛大にする作用を持ってすれば、自分だけではなく先方の心を開くのにも一役買ってくれるでしょう。**取引先だけでなく、話しにくい同僚や気難しい上司とも、まずはビールを交わしながら交流を図れば、本音で語り合えるかもしれません。**

自分がアルコールを飲めない場合でも、相手が飲めれば問題ありません。もちろん飲み過ぎには注意が必要ですが、適度なアルコールは人間関係の潤滑油として、ビジネスでの成功を後押ししてくれる存在なのです。

このように、コーヒーやビールには、交感神経と副交感神経をコントロールする力があります。そして、種類の選び方や飲むタイミングの使い分けによっては、自分の思うように操れる可能性もあります。

コーヒーとビールの力は絶大です。何も考えずに飲むことほど、非効率的なことはありません。自身のビジネスプランと将来的な狙いに合わせて、戦略的に飲むことで持ちえた能力以上の結果を生み出すことさえあります。コーヒーとビールの飲み方次第で、仕事と人生におけるあらゆる問題が解決できるかもしれないのです。

コーヒーはカラダに良い、ビールはカラダに悪いという常識を疑え。

「コーヒーとビール、体にいいのはどっち？」

こう尋ねると、大抵の人は「コーヒー」と答えます。コーヒーには、頭を覚醒させる力や利尿作用があり、ダイエットにも適している、というのが大方の理由です。それに引き換え、ビールは太りやすいし、尿酸値が上がって痛風の原因になる、というような答えが返ってきます。すべてが完全に間違っているわけではありませんが、この認識だけではNGです。

確かにコーヒーには、目を冴えさせる覚醒作用や脳機能の活発化をサポートする働きがありますが、飲むタイミングを間違えれば、逆効果を生みます。利尿作用に関して言えば、コーヒーよりもビールの方が上だと言っても良いかもしれません。

また、ビールを飲むと痛風になると言いますが、単にビールを飲んだからといって痛風になるわけでもありません。痛風と言うのは、尿酸値が高い状態に脱水や酸化反応というものが加わって発症するものであり、「ビール＝痛風になる飲み物」ではないのです。

「コーヒーはダイエットに適しているから」と、濃いブラックをがぶ飲みする人を見かけることもありますが、空腹時のブラックコーヒーは胃炎などの原因になりかねません。

このように、コーヒーもビールも「良い面」もあれば「悪い面」もあるのです。知らないこと程の罪は無いなどと言いますが、コーヒー&ビールの正しい常識を知らなければ、それが健康被害や仕事所でのミスになることも考えられます。**逆に正しい常識を持っていれば、日常生活の強い武器になるということでもあります。**

まずはできるビジネスマンの基本として、コーヒー&ビールに対する常識が正しいか直ぐに再確認するべきでしょう。

ということで、次章では「パフォーマンスを下げるコーヒー、ビールのイケてない飲み方」と称して、良い飲み方、悪い飲み方の差を紹介していきます。普段の飲み方がどちらなのか、チェックしてみてください。

第1章

パフォーマンスを下げるコーヒー＆ビールのイケてない飲み方

朝のコーヒー、いつも何時に飲んでいる？

一流
朝10時、ひと仕事終えたタイミングで休憩がてら1杯

二流
起きたらまず、眠気覚ましに1杯

「朝イチ」コーヒーが慢性的なだるさを招く

「毎朝、目覚めの1杯としてコーヒーを飲むのが習慣だ」という人は多いと思います。しかし、その1杯が、実は目覚めをよくしてくれるどころか逆に覚醒の妨げとなっていて、さらには1日のパフォーマンスを下げる大きな要因である可能性がある、というのをご存知でしょうか。

私たちの体内では、1日の体のバランスや働きをサポートするために、様々なホルモンが分泌されています。その中でも目覚めと大きく関わっているのが「コルチゾール」というホルモン。早朝6時頃から分泌量が増えていき、午前8～9時にピークを迎えます。このタイミングでしっかりとコルチゾールが分泌されることで、眠っていた体が覚醒し、やる気が湧いてきます。コルチゾールは、1日のスタートにスイッチを入れるという重要な働きをもったホルモンと言えるでしょう。

ところが、この時間帯にコーヒーを飲むとコルチゾールの働きが抑制され、かえって覚醒効果が得られないということが分かっています。なんと、「目覚めの一杯」と思って飲んでいる朝イチ・コーヒーが、逆に眠気やダルさを招いているかもしれないのです。

さらに危険なことに、朝のコーヒーによるコルチゾールの抑制を続けると、「カフェイン」に対する耐性がついてしまい、朝夕関係なく、終日コーヒーの良い作用が受けられなくなってしまう可能性もあります。

あなたがいつコーヒーを飲んでいるか、まずは確認して下さい。

コーヒーには「飲んではいけない時間帯」がある

それでは、いつコーヒーを飲むのがベストなのでしょうか?

答えは簡単。出社してからです。

覚醒を左右するコルチゾールは、1日を通して均一に分泌されるのではなく、時間によって変動します。前述のように、早朝6時くらいから分泌量が増え始め、午前8～9時にピークを迎え、午前9時半頃から減り始めます。**このコルチゾールが減少するタイミングを狙ってコーヒーを体内に注入するのがカフェイン効果を活かすコツなのです。**

多くの人は、仕事開始前にコーヒーを飲むことで気合いを入れますが、これは大間違い。仕事でのパフォーマンスを向上させたいならば、出社後、仕事開始と共に飲むことをオススメします。

また、終日を通して覚醒ホルモンの分泌量に合わせてコーヒーを飲むこともポイント。正午～午後1時、午後5時半～6時半も同様にコルチゾールの体内分泌量が変化するため、この時間帯にコーヒーを飲むのは避けたいところです。

「菓子パンとコーヒー」の朝食で、脳機能が低下する

朝、寝起きにコーヒーをまず飲んで、そのまま朝食を食べ始めるという人は、さらに危険です。その何気ない行動が、まわりまわって、あなたの判断力を低下させている可能性があるからです。

コーヒーに含まれているカフェインには、「アドレナリン」というホルモンの分泌を促す働きがあります。集中力ややる気を促すホルモンとして知られていますが、実はアドレナリンには、血糖値を下げるために働く「インスリン」の分泌を抑えてしまう作用があります。

通常であれば、朝食を食べたことで上昇した血糖値を下げるために、インスリンが分泌されますが、食前に、しかもまったくの空腹状態でコーヒーを飲んでしまうと、この流れに待ったがかかります。インスリン分泌に歯止めがかかってしまうのです。

こうなると、食事から摂取した糖分が上手く活用されず、血液中に糖分が余ってしまう状態、いわゆる高血糖状態を招きます。

高血糖は、脳の認知機能に問題を引き起こすことが分かっており、その中でも特に、注意力や遂行脳力を低下させると言われていますから、仕事のパフォーマンスを上げたいビジネスパーソンにとっては注意したいところ。

朝食はトーストや菓子パンのみ、というような、糖質に偏りがちな方は、ただでさえ血糖値が上がりやすいので気を付けて下さい。

コーヒーは1日何杯?

一流
1日3杯を目安に
その日の体調・気分で調節

二流
ほぼ無制限で、気分で飲む

無意識・無制限で飲むコーヒーは、デブと疲れの元凶！

脂肪燃焼効果があるとダイエットでも話題になったコーヒーですが、飲み過ぎると逆に肥満の原因をつくり出します。

適度なコーヒーは癒し作用や疲労回復効果に貢献をしてくれますが、過度なコーヒーは私たちの体にとって「ストレス」と認識され、これに対しストレスホルモンと呼ばれる「コルチゾール」が分泌されてしまいます。

元々、コルチゾールは私たちに降りかかる脅威から体を守るホルモンとしての役割を持っています。たとえば、ある脅威と戦い、必要があればすぐに逃げ出せるように、全身に栄養を十分に補給させようと糖質や脂質の代謝を促し、また体内の血糖値を上げ、そして体に血がみなぎるように血圧を上げます。

さらに、コルチゾールにはインスリン抵抗性といって、スムーズに糖分を血液中から細胞内へ移動させる役割をもつインスリンの働きを悪くすることが分かっています。

大昔であれば、脅威は敵であったり、病気であったり、エネルギーを必要とする対象だったでしょうから、細胞のエネルギー源である血糖値が上がるのは好都合です。しかし、今の脅威といえば「ストレス」。会社での人間関係や家庭内のトラブルといった体力を必要としないことが大半ではないでしょうか。

つまり、血液中に放出された糖分は使われないばかりか、インスリンの働きが悪く血糖値は上がる一方。使われない糖分は細胞内にどんどんと移動し内臓脂肪へと変貌していくということです。


コーヒーの良さを引き立てるのは、「量」ではないということをしっかりと覚えておいてください。

飲み過ぎが疲れを加速させる

コーヒーには、心身を覚醒させる力がある。

これは事実ですが、だからといって、このコーヒーの力に頼り過ぎていないでしょうか？

ダルさがとれない朝、疲れと共に乗り越えなくてはならない会議、眠気と戦う残業。そんな中での戦友がコーヒーだという人は多いはずです。

しかし、この習慣には注意が必要です。**コーヒーに含まれるカフェイン効果で、一時的に「疲労」がマスキングされているだけで、着実に疲労が心と体を蝕んでいるからです。**

カフェインは、やる気や集中力を引き出すアドレナリンやコルチゾールの分泌を促しますが、これらのホルモンが増え過ぎると、疲労の原因になったり、免疫力低下、性ホルモンの乱れを引き起こす可能性があります。

コーヒーの覚醒力は偉大です。しかし、だからと言ってむやみやたらに使っては逆効果。飲み頃と分量を上手く使いこなしてこそ、仕事と戦うための良き戦友となるのです。

また、カフェインを毎日過剰に摂取し続けると、幸せホルモンと言われている「セロトニン」が減少することが分かっています。セロトニンの減少も、やはり疲労の原因になることが分かり始めています。

精神科のドクターが、うつ傾向である方にカフェインを摂らないように勧めたり、またカフェイン摂取をやめることでうつや疲労感が改善したという話をよく耳にするのはこのためです。

むやみに飲むそのコーヒーが、あなたの心身の疲労感を生む原因になっているかもしれません。

適正量は１日何杯？

できるビジネスパーソンにとって「量より質」は、仕事の格好良さを決める重要なポイントでしょうが、コーヒーも同じです。

コーヒーには、覚醒効果や疲労回復作用がありますが、だからといって飲めば飲むほど効果が得られるものでは決してありません。それどころか、逆に健康被害を生む可能性さえあります。

では、どれくらいが心身へのベストサイズなのでしょうか？

・コーヒーカップ（１５０㎖）１日４杯程度
・缶コーヒー（２００㎖）１日３本～４本程度
・マグカップ（２４０㎖）１日３杯程度

コーヒーの体へのダメージの指標の柱となるのは、やはりカフェインです。アメリカ食品医薬品局（ＦＤＡ）のガイドラインを参考にすると、カフェイン摂取量の上限は1日約４００㎎まで。一般的なコーヒーのカフェイン含有量は、１００㎖あたり約60㎎が目安になりますから、普通サイズのカップで３～４杯の計算になります。

カフェイン含有量はコーヒーの種類によっても差がありますし、カフェインを含んでいるものはこれだけではありません。日本茶、紅茶、そして栄養ドリンクなどにもカフェインが含まれているものが多いですから、注意していなくてはすぐに適性量をオーバーしてしまいます。カフェインの摂り過ぎは、体内リズムの乱れや疲れにつながりますから、十分に注意しましょう。

カフェイン含有量の目安

種類	量	カフェイン
コーヒー（炒り豆・ドリップ）	150ml	100mg
コーヒー（インスタント）	150ml	65mg
コーヒー（エスプレッソ）	40ml	77mg
コーヒー（カプチーノ）	150ml	50mg
コーヒー（ノンカフェイン）	150ml	1mg
玉露	150ml	180mg
抹茶	150ml	48mg
紅茶	150ml	30mg
せん茶	150ml	30mg
ほうじ茶	150ml	30mg
ウーロン茶	150ml	30mg
番茶	150ml	15mg
玄米茶	150ml	15mg
麦茶・黒豆茶・杜仲茶・ルイボス茶など	150ml	0mg
ホットココア	150ml	50mg
コーラ	350ml	34mg
コーラ（ダイエット）	350ml	45mg
栄養ドリンク（カフェイン入り）	100ml	50mg
板チョコレート	50g	20mg

どうしても避けられない残業、コーヒーの覚醒効果で乗り切るには？

一流

夕方、残業前にコーヒーを1杯

二流

残業中の眠気覚ましにコーヒーをがぶ飲み

夜コーヒーは翌日のコンディションに響く

仕事は「点」ではなく「面」で考えてこそ、この先の成功への道が開かれるものです。その日1日を、あるいは1つのプロジェクトを終わらせるためだけに働いていたら、それまでです。その時の達成感はあっても、それ以上の結果は最終的には得られません。

残業中のコーヒー頼りも典型的な「点」パターン。その仕事を終わらせるためだけにコーヒーの覚醒作用にすがっているだけで、明日以降のことをまったく考えていない最悪のパターンです。

理由は、コーヒーの覚醒作用の「持続時間」にあります。一般的には4〜5時間とされ、人によっては8時間以上もその作用を発揮するとさえ言われています。**つまり、残業中にコーヒーを飲み続けて帰宅した場合、体は疲れて早く寝たいのに頭は覚醒して寝付けないという不眠症の症状を招きかねないという**

ことです。脳の休養に必要な睡眠時間は眠りの質によっても異なりますが、十分な睡眠が得られなければ、能力を最大限に発揮することは難しいでしょう。

また、コーヒーの覚醒作用を使って一時的に残業を乗り切ったとしても、翌日のパフォーマンスは下がる一方。判断能力の低下や会議中の居眠りを招く原因となります。これでは生産性も上がらず、結局また残業して追いつく……というような悪循環に陥ってしまいます。コーヒーの活用には、時間計算も必須なのです。

逆算思考で覚醒効果を完全活用

まず、残業中のコーヒーは避けましょう。そして、夕方以降にコーヒーを飲む場合、あるいは飲みたくなったときには、「就寝予定時刻の7時間前まで」を徹底すること。もちろん個人差はありますが、それ以降のカフェイン摂取は、睡眠に影響を与え、次の日の生産性を下げる原因になるので注意が必要です。

それでも夜遅くにどうしてもコーヒーが飲みたくなってしまったら、カフェインレスという選択肢もあります。水を使ったカフェイン除去では、カフェインと同時に健康に役立つクロロゲン酸も約50％ダウンしてしまうので、豆に負担を掛けない二酸化炭素抽出法を用いたものがおすすめです。

コーヒーは、覚醒作用のほか、記憶力向上、リラックス効果、ダイエット作用など、非常にメリットの多い飲み物です。しかし一歩間違えば、仕事の不調やパフォーマンスを下げてしまう、表裏一体的な飲み物でもあります。

そんなコーヒーを使い分けるカギは「時間」。先にも少し触れましたが、これを知らずにただなんとなくコーヒーを飲んでいるとしたら、非常にもったいないことです。


「いつ、どのタイミングで飲むのか？」

ここで、人生に差が出るのです。コーヒーを美味しく楽しみながら、しかし、その効果を計画的に活用する。これが「賢い飲み方」の基本と言えるでしょう。

コーヒー、基本の飲み方

一流　断然ブラック派

二流　缶コーヒーを常飲

缶コーヒーは疲れのもと

疲れた時に飲みたくなるのが、甘くて美味しい缶コーヒー。でも、実は逆に疲れを招いているとしたらどうでしょう。

缶コーヒー１本の中には、味を凝縮させるための香料や安定剤、脱脂粉乳や人工甘味料など添加物、そして、多量の砂糖が含まれています。一般的なもので１本につき10ｇ以上。これは、ＷＨＯが定めた１日の糖分摂取目安量「１日の総カロリーの５％未満」のおよそ半分の量です。

一般的な方が１日に必要なカロリー数は、だいたい１８００～２２００kcalですから、この５％とすれば、90～１１０kcal。砂糖１ｇ＝約４kcalなので、22・５～27・５ｇが、１日に摂取する理想の砂糖の量となります。

缶コーヒーをたった１本飲んだだけで、１日に必要な糖分量の半分を摂取することになる……。こう考えると、缶コーヒーに含まれる糖分がいかに多いものかが実感できるのではないかと思います。まして、砂糖はあらゆる食品、料理に含まれているので、**缶コーヒーを1日に2本も3本も飲むのはお勧めできません。**

特に空腹時はもっとも危険です。缶コーヒーに含まれる多量の砂糖は、血液中の糖分量（血糖値）を急激に上昇させ、その反動で急下降を引き起こします。結果として自律神経は乱れ、かえって疲れを感じやすくなってしまうのです。さらには、脳機能や精神面に影響を及ぼす原因にもなるとされています。

ちなみに、最も砂糖の量が多い缶コーヒーは20g以上、ペットボトルタイプになると50g以上のものさえあります。

基本はブラック、時々、黒砂糖

適度な糖分は、疲労回復や脳機能のアップに役立ちますが、純粋にコーヒーの働きを活用したいならば基本は「ブラック」です。コーヒーのアロマ効果である香りを邪魔するものもありませんし、成分的にも体にストレートに恩恵を運んでくれるでしょう。

砂糖を入れるにしても、白い砂糖はＮＧです。白い砂糖＝上白糖は、コーヒーに溶けやすく使い勝手は良いのですが、体内でも溶けやすく吸収され易いので、血糖値を急激に上げてしまう可能性があります。それに比べて、きび砂糖や黒砂糖は、体内への吸収が緩やかで血糖値も上げにくいので、メンタル維持にもダイエットにも向いているのです。

血糖値が気になるならば、黒砂糖や和三盆などを使えば、通常の白砂糖よりも血糖値の上昇が緩やかだとも考えられています。

最初の1杯、乾杯で何を飲む？

一流

「（ここでカロリーを気にするのはナンセンス）ビールで！」

二流

「（ビールは太るから）僕はハイボールで……」

「ビールは太る」のからくり

お酒の席で「ビールは太るから、ハイボールで……」と言っている人を見かけますが、もし、これを信じてビールを我慢しているならば、残念な人たちです。だって、ビールもハイボールも、カロリー的には大差がないのですから。ハイボールの種類によっては、ビールよりも高カロリーなものもあるくらいです。カロリーを比較してみれば一目瞭然。ビールは決して高カロリーではありません。

では、なぜ「ビールは太る」と言われるのか？

その一番の理由は、ビールに高カロリーなおつまみが合い過ぎるからです。

イングリッシュ・パブの定番がフィッシュ＆チップスのように、揚げ物とビールとの相性は不動の1位でしょう。ソーセージやピザといった、いかにも高カロリーなメニューにも、ビールの存在は欠かせません。

太る罪はビールにあるのではなく、ビールの「アテ」にあるのです。「ビールは太る」と自分自身の嗜好を押し殺している人は、ビールと一緒に何を食べるのか考え直してみて下さい。その呪縛から、解き放たれるでしょう。

ビールは「ダイエット・ドリンク」？

注目すべきは、ビールの「GＩ値」。GＩ値とは、グリセミック・インデックス（Glycemic Index）の略で、その食品が体内で糖に変わり血糖値が上昇するスピードを計ったものです。このGＩ値が高ければ高いほど血糖値が上がりやすく、低ければ低いほど、血糖値が上がりにくいことになります。

なぜ、GＩ値に注目し血糖値の増減を気にするのかと言うと、この数値が太るか太らないかの鍵を握っているからです。

私たちは血糖値が上がった分だけ、糖や脂肪を細胞内に吸収するために働くインスリンを分泌します。つまり、インスリンが多ければ多いだけ、糖や脂肪が細胞内に取り込まれます。つまり、インスリンを過剰に分泌させない＝血糖値を上げ過ぎないことが、余分な皮下脂肪や内臓脂肪をつけないための秘訣なのです。

というわけで、ダイエットを試みたいのであれば、ＧＩ値に注目し、ＧＩ値の低いものから食べることが基本です。

これはドリンク類にも同じことがいえます。このＧＩ値が低い飲み物を選ぶことがダイエットのポイントになります。

ＧＩ値は、最初に胃に入れる食べ物によって左右されますから、ファースト・ドリンクのチョイスは最重要事項なのです。

ビールのＧＩ値はおよそ35。ダイエットに向いているのはＧＩ値60以下の食品と言われていますから、「とりあえずビール」には何も問題がない、というより、それどころか非常に好ましいことが分かるでしょう。ビールはダイエット・ドリンクと言っても過言ではないかもしれません。

ビールハイボールのカロリー比較表

市販品のハイボール缶 350ml

商品名	アルコール分	カロリー	糖質
サントリー角 ハイボール缶	7%	171.5kcal	0g
サントリー角 ハイボール缶〈濃いめ〉	9%	182kcal	0g
トリスハイボール缶	7%	175kcal	0～1g
トリスハイボール缶 〈キリッと濃いめ〉	9%	213.5kcal	0～1g

ビール 350ml 缶

商品名	アルコール分	カロリー	糖質
キリンラガービール 350ml 缶	5%	147kcal	11.2g
アサヒスーパードライ 350ml 缶	5%	147kcal	10.5g

眠れない夜の対処法

一流

適正量の「ナイトキャップ」で緊張をほぐす

二流

お酒をたくさん飲んで酔いと眠気を誘う

お酒は寝つきをよくするか？

「あなたは眠れないとき、どうしますか？」

皆さんは、この質問にどう答えるでしょうか。

同様の質問を、日本、アメリカ、フランスで行ったおもしろい結果があります。

●日本

１位……お酒を飲む19・５％

２位……医師から処方された睡眠薬を飲む13・７％

３位……特に何もしない13・１％

●アメリカ

１位……市販の睡眠改善薬・催眠鎮静薬を飲む26・１％

2位……医師から処方された睡眠薬を飲む19・2％
3位……医師の診察を受ける18・6％

●フランス
1位……市販の睡眠改善薬・催眠鎮静薬を飲む20・8％
2位……医師の診察を受ける19・9％
3位……医師から処方された睡眠薬を飲む16・9％

日本人は、良質な睡眠を得るために多くの方がアルコールの力を借りるのです。他国では「アルコール」とか「お酒」などという文字すらも出てきません。誰かに頼る前に自分で何とかしようとする、強い日本人の国民性が現れた結果とも言えますが、この心意気が仇になることもあります。

確かに、お酒には入眠効果があります。しかし、お酒を飲んでぐっすり眠ったものの、夜中や明け方に目が覚めてしまい、そのあと眠れなくなってしまったなどという経験はないでしょうか。

人間の睡眠は、脳が休んでいる深い眠りの「ノンレム睡眠」と、体が休んでいる浅い眠りの「レム睡眠」が交互に行われています。通常、眠りにつくと、まず深い眠りであるノンレム睡眠が現れ、それ以降、レム睡眠とノンレム睡眠を繰り返しながら朝を迎えます。このとき、朝に向かってノンレム睡眠の時間は短く、浅い眠りのレム睡眠は長くなることで、快適な目覚めを得られるようになっていると考えられていますが、このリズムをアルコールは崩してしまうのです。

つまり、お酒を飲んでぐっすり寝たつもりでも、睡眠リズムは狂い、脳も体も十分に休息を得られない可能性が出てくるのです。とくに深酒をしたときは睡眠の質が落ち、次の日に影響が出やすいと言われていますから、要注意です。

「ナイトキャップ」を操る

「ナイトキャップ」という言葉をご存知でしょうか。

直訳どおり、「就寝中にかぶる帽子」という意味でも使われますが、就寝前にお酒を飲む習慣や、その時に飲むお酒自体を指すこともあります。

就寝前に少量のお酒を飲むと、脳内に抑制性神経伝達物質である「GABA（ギャバ）」という物質が増えることが分かっています。GABAは次のような働きがあり、体全体を睡眠モードに導いてくれます。

・興奮を鎮める働き
・血圧を安定させる働き
・精神を落ち着かせる働き

つまり、少量のお酒であれば、睡眠リズムを崩すことはなく、逆に、心身をリラックスさせ心地好い睡眠へと誘導してくれるということです。

「酒量をコントロールできる人間」であることが大前提ではありますが、就寝前の適度なお酒は、高ぶった神経を落ち着かせ、自分を見つめ直すための時間をつくるのにも役立ちます。

ナイトキャップの目安は、「寝る少し前に強めのお酒を一口か二口程度」と考えてください。ビールをナイトキャップとして活用する場合には、利尿作用を意識して（ビールは利尿作用の強いお酒なので）、寝る3～4時間前くらいに飲むのがいいでしょう。

オンとオフを上手く使いこなすためにも、ぜひ、ナイトキャップを操れるビジネスパーソンを目指してください。

二日酔いになる飲み方、ならない飲み方

一流

「ビール1杯につき水を1杯」を徹底

二流

水を挟むなど言語道断

「二日酔い＝単なる飲み過ぎ」ではない！

二日酔いの原因は「飲み過ぎ」だと思っている方が多いようですが、一概にそうとは言えません。二日酔いの起こるメカニズムにはあらゆる要素が関係していますが、その中でも大きな原因となるのは、**①アルコールの解毒機能のオーバードーズと、②アルコール離脱症状の２つです。**

まず問題になるのは、①アルコールの解毒機能にオーバードーズ。つまり、自分の肝臓能力を超えたアルコールの摂取です。体内に入ったアルコールは、肝臓に運ばれて分解・処理されていきます。肝臓は人体で最も大きな工場と呼ばれるくらい働き者ですが、とはいえ、限度はあります。肝臓がアルコールを分解できる速度を簡単に覚えておくならば、「体重１kgあたり１時間で約０・１gのアルコール」。たとえば、60kgの人が缶ビール１本（３５０㎖）を飲んだ場合を考えてみましょう。

①60kgの人が1時間に分解できるアルコールの量
0・1g×60kg＝6g

②缶ビール1本のアルコール量（アルコール度数5％）
350㎖×0・05（アルコール度数）×0・8（アルコール比重）＝14g

③アルコールの分解にかかる時間
14g÷6g＝約2・3時間

つまり、体重が60kgの人は、缶ビール1本のアルコールを分解するのに約2時間20分もかかるということです。単純な計算にはなりますが、60kgの人が調子に乗って終電間際までビールジョッキ3杯を飲んでいたら、翌朝の9時を過ぎてもアルコールは体内に残っていることになります。

この、朝まで経っても分解しきれないアルコールの残骸たちが、二日酔いのひとつの原因になります。特に問題になる物質が、アセトアルデヒドという物質です。アルコールは、「アルコール→アセトアルデヒド→酢酸→炭酸ガス＋水」の順番で分解されていきますが、この中間物質のアセトアルデヒドが血液中に入り込むと、頭痛や吐き気などのいわゆる二日酔い症状を引き起こします。

これはあくまでも目安であり、肝臓が持っている能力は生まれ持った能力ですから個人差があります。

まずは、自分の肝臓能力レベルを知ることです。そして、もしも能力以上の仕事をさせたいならば、肝臓に鞭を打つのではなく補助をしてあげて下さい。それが、二日酔い対策の第一歩になります。

二日酔いになるもうひとつの理由

二日酔いを起こすもうひとつの要素が、②のアルコール離脱症状です。離脱症状と聞くと、アルコール依存症レベルの問題かと思うかもしれませんが、実は、日頃のアルコール摂取でも軽度の離脱症状は起こっています。代表的な離脱症状は、脱水症状、胃腸障害、そして炎症の悪化です。

●脱水症状

アルコールには利尿作用があります。お酒を飲んでいることで水分も一緒に摂っていると思ったらNG。飲んでいる以上に、尿として水分が出ていってしまっていることが多く、脱水症状を引き起こします。

●胃腸障害

アルコールは胃に刺激を与え、胃酸分泌を活発化します。過度な刺激は、胃の中を胃酸過多にしてしまい、吐き気や胃痛などの原因になります。

●炎症の悪化

体に傷やケガがあるとき、医者にアルコールを控えるように言われたことはないでしょうか。炎症が起こっている場合、アルコールの離脱症状がその状態を悪化させることがあります。

このように、様々な要素が二日酔いをつくり出しているのです。

逆を言えば、これらの要素を予防するケアをすれば、少々の飲み過ぎでも二日酔いにはならないとも言えます。

ビジネスパーソンにとってアルコールは欠かせない交流と交渉のアイテムでもあります。二日酔い撃退策を熟知して、アルコールと向き合ってください。

二日酔いを防ぐ「1杯飲んだら1杯」の法則

二日酔い対策は複数ありますが、最も簡単で手軽なのは、やはり水の力を借りることだと思います。

やり方は簡単で、**「お酒1杯につきチェイサー1杯」のペースで、アルコールと水を交互に飲むようにするだけです。**

「二日酔いになってしまったら水を飲みましょう」

「吐いてしまったら水を飲む」

ともすると、こんなふうに二日酔い・悪酔いの状態になってしまった後で初めて水を飲む、という場合が多いのではないでしょうか。

水分補給は、確かに対処法としても有効です。しかし、飲んでいるときにしっかり水分補給をしていれば、そもそも悪酔いも二日酔いも未然に防ぐことができるのです。

翌日に重要な予定があるときには、必ずチェイサーを手元に置き、飲みながらしっかり水分補給をすること。空きっ腹で飲まない、一気飲みをしない、飲みすぎない……といったことももちろん心がけるべきですが、ぜひ、「ジョッキを空けたら、まずチェイサー」を心がけてみてください。それだけで、より美味しく、楽しく、そして長く、お酒を堪能できることでしょう。

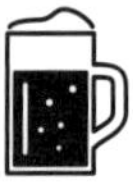

ビールに焼酎、日本酒、ワイン、ウィスキー……さあ、どれから飲む？

一流　まずは「とりあえずビール」

二流　景気づけにいきなりワイン

「ちゃんぽん」で悪酔いするのはなぜか？

ビールから始まり、焼酎、日本酒、ワイン、ウィスキー、ブランデーと、色々なカテゴリーのお酒を同時に飲むことを「ちゃんぽん」と言いますが、なぜ「ちゃんぽん」は悪酔いすると言われるのでしょうか？

はっきり言ってしまえば、医学的には「ちゃんぽんで飲むと悪酔いする」という根拠はありません。カテゴリーが違うお酒に含まれるアルコールを混ぜたからと言って、なにか体に悪い変化が起きるわけではないからです。

「ちゃんぽん」の罪は、飲酒量の見失いにあります。人の味覚は、異なった味を別物だと認識し、新たなスタートを切り出します。つまり、ビールを散々飲んだのにも関わらず日本酒に移行すると、そこから新たに出発をきり、同じように日本酒も飲んでしまう。しかも、お酒それぞれのアルコール度数が違う中、酔っている席でアルコール量の計算をするほど生真面目な人は少ないはずです。人の肝臓の度量にもよりますが、悪酔いを回避したいならば、お酒に移り気はしないことです。

悪酔いしない飲み方の法則

次から次へと、お酒の種類を変えて飲む「ちゃんぽん」。悪酔いしそうだと思っていても、人は、変化を求め突き進んでいくものです。このとき、もしも複数のお酒を飲むことが予想されるならば、「順番」を考えることが重要です。なぜなら、体にアルコールが入ってくるアルコールの種類の順番によって、酔い方が変わってくるからです。

結果から言ってしまえば、「醸造酒 → 蒸留酒」「低アルコール→高アルコール」の順序を守ることです。この理論のカギとなるのは、まず、お酒に含まれる「不純物」の量になります。「不純物」というと聞こえが悪いのですが、これをうまく活用することが悪酔い対策に一躍買ってくれるのです。

お酒は大きく「醸造酒」と「蒸留酒」に分けることができますが、この製造過程で成分に差が生まれます。醸造酒は酵母を使い発酵を進めていきますが、この過程で自らが作り出すアルコールによって発酵がストップしてしまうという現象が起こります。発酵が途中で止まるので、醸造酒のアルコール度数はそこまで高くはならず、その代わりに完全に発酵できないことで不純物も多く含まれることになります。一方、蒸留酒は、沸点の違いを利用して、醸造酒を高い純度のアルコールとして取り出したもの。だからアルコール度数も高く、純度も高くなります。「不純物」には、簡単に言うと次のような働きがあります。

・アルコール濃度を薄める
・アルコール分解を阻害する

醸造酒の後に蒸留酒を飲めば、醸造酒の不純物が蒸留酒のアルコールを薄める方向に役立ちます。逆に、ビール程度のアルコール度数の醸造酒であれば、この不純物は邪魔にはなりません。

先に醸造酒を飲むことで適度に肝臓機能の回転を速めながら、次に飲む蒸留酒を迎え撃つ準備をする。

これが、悪酔いせずにちゃんぽんを楽しむコツになります。

また、「はじめに」でもお伝えしたように、「とりあえずビール」が間違っていないことが、このことからも言えるでしょう。

醸造酒と蒸留酒

原料		糖化・発酵〈醸造酒〉	蒸留・熟成〈蒸留酒〉
穀物	大麦 ライ麦 トウモロコシ サトウキビ etc.	ビール	ウイスキー スコッチ アイリッシュ バーボン ジャックダニエル ジン　ライム　ウォッカ
果実	ブドウ リンゴ チェリー etc.	ワイン スパークリングワイン シャンパン	ブランデー コニャック
穀物等	米、芋、麦 粟、ソバ、 ヒエ、キビ、 トウモロコシ、 ジャガイモ、ゴマ etc.	日本酒 マッコリ どぶろく	焼酎 泡盛
〈混成酒〉　梅酒　リキュール			

コラム

お酒を飲んだ後のコーヒーは危険？

お酒を飲んだ後に、酔い醒まし効果を狙ってコーヒーを飲んでいる人を見かけますが、これは往生際が悪すぎます。お酒に酔うときは素直に酔うべきです。確かに、酔った状態でコーヒーを飲むと、コーヒーのカフェイン効果で頭は覚醒します。しかし、アルコールが打ち消されて体内から消えるわけではありません。「酔い」が単にカフェインでマスキングされているだけであることがほとんどなのです。

酔ってボーとしている思考を覚醒させるようで、一見、ポジティブな行為のように思われがちですが、働き者のビジネスパーソンは特に注意が必要です。働くことが大好きなビジネスパーソンは、お酒からの覚醒感を自覚すると仕事をしたくなります。報告書や新規ビジネスの提案書を作成したり、メールを返したり……。カフェインで目が冴え、アルコールでハイテンションになっているため、平常時よりも脳の働きがよく、文章もスラスラと書き進められ、新しい発想が次から次へと湧いてくる……ような気がします。しかし、次の日に見直すと、往々にして、「やり過ぎ」「書き過ぎ」を目の当たりにするものです。

アルコールは、時に正しい判断能力を低下させます。酔うときは、酔う。アルコールに素直に従うことが、仕事での正しいジャッジを崩さない基本でもあるのです。

カフェインの罪悪は、こんなところにも見え隠れしています。

年々、取り締まりが厳しくなる飲酒運転。飲酒運転の検挙率は、制度の改正や取り締まりの強化によって減少傾向にはあるようですが、しかし、無くなることはありません。警視庁の資料を抜粋すると、飲酒運転による交通事故は、3864件（構成率0・8％）で、前年と比べて減少（前年比－《マイナス》291件／－《マイナス》7・0％）してはいるものの、飲酒運転による死亡事故と同様に、平成20年以降は減少幅が縮小し、下げ止まり傾向にあるそうです。

そして、飲酒運転の怖さは、死亡事故につながる確率を増加させることです。

●飲酒有無別の死亡事故
・飲酒運転の死亡事故率は飲酒なしの約7・8倍
・酒酔い運転の死亡事故率は飲酒なしの約18・3倍

このように、お酒を飲んだ状態での運転が死亡事故を引き起こす確率を上げることが分かります。

誰だって、「お酒を飲んだら運転してはいけない」「飲酒運転は危ない」ということは分かっているはずです。それでも運転してしまう人が後を絶たないのは、酔って自分を見失い、根拠のない自信をもってしまうことが考えられるのではないかと思うのです。

お酒を飲んだら、飲んだ自分を無理やり覚醒させる行為はやめるべきです。

そして、お酒を飲む時は、運転する状況をつくり出せないように、車は手元に置かないことも大切です。

第2章

コーヒーで
ハイパフォーマーに
なる

計画的コーヒーブレイクで、高いやる気と集中力をキープ。

どんな人でも、1日中、片時も休まず作業し続けるのは不可能です。というより、できたとしても非効率、と言った方が適切かもしれません。やる気と集中力は、適度な休憩を挟んであげてこそ効果的に発揮されるものです。

コーヒーに含まれるカフェインは、交感神経を刺激し、脳や体を素早く目覚めさせてくれます。ただし、その効果を最大化するためには、タイミングに気をつける必要があります。「眠いから飲む」「くせになっているから飲む」というなんとなくの飲み方ではなく、計画的にカフェインを摂取することが必要なのです。**そして、大前提として押さえておきたいのが、飲むなら「午前9時半～11時半」と、「午後2時～5時まで」の間に、ということ。**これはコルチゾールという覚醒ホルモンの分泌量が変わるタイミング「午前8～9時」「正午～午後1時」「午後5時半～6時半」を除いた時間帯です。ここが被ってしまうと、本来体に備わっている自己覚醒能力が弱まり、いくらコーヒーを飲んでも目が覚めない、だるい、といった症状を招くことになります。なんとなく飲む前に、まずはこの基本ルールを念頭に置きましょう。

「30分前のカフェインナップ」で、商談・プレゼンの勝率が上がる。

大事な商談やプレゼンに臨む際、ぜひ実践していただきたいのが「30分前のカフェインナップ」です。カフェインナップというのは、コーヒーを1杯飲んでから15~20分ほどの仮眠をとることで、疲れやだるさをリセットし、その後のパフォーマンスを飛躍的に向上させる、というやり方です。

仮眠は長すぎては逆効果ですが、このくらいの短い時間であれば、目覚めたときのリフレッシュ効果が高いとされています。短時間で効率よく疲労回復効果を得られる睡眠方法だとして、「パワーナップ」と呼ばれています。

コーヒーに含まれるカフェインの覚醒効果が効き始めるのは、飲んでからおよそ30分後なので、このやり方をすれば寝すぎることもなく、仮眠の持つ疲労回復効果とカフェインの覚醒効果をダブルで得ることができる、というわけです。午後イチで重要な商談や打合せがある、もしくは至急資料を提出しなければならない、といったときには事前にコーヒー&仮眠で脳をリフレッシュさせ、集中して臨みましょう。プレゼン以外でも、単純に頭をすっきりさせたいというときにも有効な方法です。

暑い夏こそ、
リフレッシュにはホットコーヒー。

ホットコーヒーとアイスコーヒー。仕事の合間、リフレッシュしたいときに飲むのなら、私は断然、ホットコーヒーをおすすめします。それは、コーヒーの持つ「アロマ効果」を存分に享受することができるからです。温かいコーヒーから漂ってくる、あの何とも心地のよい香り……。嗅ぐと、どこか心が落ち着いていく感じがしませんか？　あれは決して気のせいではありません。コーヒーの香りには、心を落ち着かせ、全身をリラックスさせる働きがあるのです。

飲み物は、温めることで香り成分の揮発性が高まり、香りが立ちます。ですから、忙しくてイライラしているとき、ストレスフルな状態のときには、アイスよりホットコーヒーを選ぶのが得策です。コーヒーの香りで高ぶった気持ちや頭をいったんリフレッシュできるだけでなく、カフェインの持つ覚醒作用で次の作業にまた集中できます。もちろん、そのときの気分や気温で選ぶのも間違いではありません。アイスコーヒーは火照った体を冷やし、ホットコーヒーは冷えた体を温めてくれるでしょう。ただ、リラックスしたいという目的を優先するなら、たとえ夏でも温かさを重視すべきということです。

飲み過ぎた日の翌日は、
ブラックよりカフェラテを
チョイス。

前日飲みすぎて、朝から頭が割れるように痛い……。こんな典型的な二日酔い症状にこそ、コーヒーが効きます。そもそも二日酔いで頭痛が起こるのは、体内で分解しきれなかったアルコールがアセトアルデヒドに変わり、これが脳内の血管を拡張させることで周囲の神経を刺激するためだと考えられています。こうした不調を改善する一番の改善策は、アセトアルデヒドを一刻も早く体外に排出させること。そして、拡張した血管を元に戻してあげることです。

コーヒーには、そのどちらにも作用する働きがあります。まず、優れた利尿作用を持つコーヒーを飲むことは、アセトアルデヒドが尿として排出されるのを促進します。加えて、カフェインには血管を収縮させる働きがあり、拡張した血管を元に戻すことで頭痛の改善に期待が持てるのです。

さらに、こんなひと工夫もおすすめです。ぜひ、いつも飲むコーヒーをカフェオレやカフェラテ、カプチーノなど、牛乳をブレンドしたものに変えてみてください。**二日酔い時は胃腸の働きが低下していることが多いので、ミルクを加えてあげると、肝機能や疲労の回復が助けられ、より効果的です。**

上司にイラついたら、
ソイラテを飲め。

わけもなくイライラしたり、落ち込んだり、といった場面でも「コーヒー＋牛乳」の組み合わせが吉と出ます。牛乳に含まれるアミノ酸の一種「トリプトファン」が、俗に幸せホルモンと呼ばれる「セロトニン」の分泌を促してくれるからです。

トリプトファンの摂取量の目安は、成人（体重60kg）で１日に約１２０㎎とされていますが、精神状態が気になる場合は少し多めくらいがいいでしょう。魚介類や肉類、豆類などにも多く含まれますが、牛乳は１００㎖あたり約40㎎とダントツ。**コップ１杯分（約２００㎖）で、約80㎎ものトリプトファンを摂ることができます。**

また、カルシウム摂取の観点からも、コーヒーに牛乳はおすすめです。牛乳１００㎖あたりのカルシウム量は約１１０㎎で、その含有量は食材の中でもトップクラス。カルシウム不足は骨密度の低下による骨粗鬆症や、大腸がんの増加など、あらゆる病気の原因となります。

カルシウムの１日の推奨量は、成人男子で８００㎎、成人女子で６５０㎎です。カルシウムの推奨量は年齢で変化があり、12～14歳で男女ともピークを迎え、男性では１０００㎎、女性では８００㎎。男性はその後18～29歳で８００㎎、30～49歳で６５０㎎となり、50歳以降は７００㎎と設定されています。女性は15歳以降６５０㎎に設定されています。

カルシウムは意識して摂っていないと不足しておかしくありません。そして、カルシウムは骨や歯を丈夫にするだけではなく、筋肉の収縮や血液の凝固、神経の情報伝達にも不可欠な成分です。

忙しくてあまりバランスのよい食事を摂れていないという人は、普段のコーヒーにミルクを加えてアレンジしてみてもいいかもしれません。

カルシウム含有量の目安

分類	食品名	一回あたりの使用目安量	カルシウム量（mg）
牛乳・乳製品	牛乳	コップ1杯（200ml）	220
	プロセスチーズ	2切れ（30g）	190
	ヨーグルト	1/2カップ（110g）	130
	スキムミルク	大さじ2杯（10g）	130
大豆・大豆製品	木綿豆腐	1/2丁（130g）	160
	高野豆腐（乾燥）	1個（20g）	130
	糸引き納豆	1パック（55g）	50
魚介類・藻類	わかさぎ	4尾（40g）	180
	しらす干し	大さじ1杯（10g）	25
	干し桜えび	大さじ1杯（3g）	60
	ひじき	1鉢（10g）	140
野菜	こまつな	1鉢（80g）	140
	だいこんの葉	1鉢（30g）	80
	切干だいこん	1鉢（10g）	50

砂糖を入れるなら、白より黒。

第1章で、「コーヒーはブラックが基本」「砂糖を入れるのは邪道だ」というようなお話をしました。が、場合によっては、特に疲れている時には砂糖も有効活用できます。

人間の脳は非常に重要な場所であり、血液脳関門（Blood-brain barrier, BBB）という脳と外部との関所を返して、物のやり取りが行われています。ですから、いくら「栄養源」と言えども簡単には脳内に入り込むことはできず、その中で唯一、砂糖（ブドウ糖）がスムーズに活用されるのです。

このように、脳と糖は、切っても切れない関係です。血液中にある分解された糖分（ブドウ糖）は全身のエネルギー源となりますが、その20～25％を脳が消しています。働くビジネスパーソンは、常に最善の思考能力を維持するためにも、血糖値（血液中の糖分）を維持し脳の栄養不足を招かぬようにすることが求められるのです。

ただし、エネルギー源だからと言って、糖分の摂り過ぎは血糖値を増やし過ぎることで病気の原因にもなりかねませんし、また、血糖値の急上昇が起こると反動で低血糖状態（血糖値の低下）が生じ、脳や精神状態に悪影響になることもありますから、要注意です。

「砂糖」と一言にいっても多種多様。カロリー数も違えば、含まれる栄養分にも差があります。

まず、見た目がはっきりと違う「白砂糖」と「黒砂糖」。色に大きな違いはありますが、この2つの材料は一緒。基本的にはサトウキビやサトウダイコン（テンサイ）が使われます。これらから絞り出された「粗糖液」から不純物を取り除き加熱すると砂糖の結晶ができあがります。この時点ではまだ「密糖」という成分が含まれており、これを分離させ砂糖の結晶のみにしたものをさらに精製していくと「白砂糖」ができあがります。

一方、「黒砂糖」は粗糖液から不純物を取り除き煮詰めただけであり、「密糖」を始めとするミネラルが豊富に含まれたままの状態です。白砂糖が糖度98前後に比べ、黒砂糖は80～86前後とマイルドな甘さですが、独特な味わいを持ち、また、血糖値の急激な上昇を招きにくいとも考えられます。

つまり、白砂糖は甘味の調整やエネルギーを補給するという意味では良いかもしれませんが、栄養面やダイエットのことを気にするのであれば、黒砂糖が断然おすすめ、というわけです。

コーヒーショップにもよりますが、白砂糖でもカラメルやメープルの成分を混ぜたザラメ糖やハチミツなど、砂糖のラインナップは意外と多いものです。

コーヒーを活かすも殺すも、あなたの砂糖選びにかかっているかもしれません。

油っぽい食事にはコーヒーを添え、
余分なカロリー摂取を抑える。

運動する時間がない。食事制限も続かない。でも、痩せたい、という人にとって比較的簡単に取り入れられるのが、コーヒーの活用です。

鍵となるのはコーヒーに含まれる「クロロゲン酸」という成分。ポリフェノールの一種で、脂肪を分解する消化酵素「リパーゼ」の働きを抑える働きがあります。私たちの体は、脂肪はもちろん、タンパク質であろうと糖質であろうと、ある程度まで細かく分解してからではないと体内に吸収できません。逆の見方をすれば、分解しなければ吸収されないのですから、体に余分なものは分解しなければ身になることもないと言えます。

つまり、脂肪分の多い食事とコーヒーを併せて飲むことで、クロロゲン酸類が食事に含まれる脂肪の分解・吸収抑制作用を発揮し、太りにくくなる可能性に期待が持てるというわけです。

すべての脂肪が吸収されないという訳ではありませんし、適度に脂肪分を摂取することは健康な体の維持には不可欠です。しかし、明らかな脂肪分の摂り過ぎは肥満の原因のひとつ。某ＣＭではありませんが、美味しいものには脂肪分が多めな傾向があることは否めません。ぜひ、食事の共としてもコーヒーを活用してください。

それに、コーヒーを飲むと、空腹感が落ち着くような感覚になったことはないでしょうか？　これは気のせいではありません。コーヒーに含まれるカフェインの働きで交感神経が抑制され、空腹感の軽減と食欲の抑制が起こるためです。集中して仕事に取り組んでいるとき、お腹が空きにくかったり食事を摂るのを忘れてしまったりするのも同じ原理です。

また、カフェイン摂取後は、少し時間はかかりますが、血中の遊離脂肪酸（非エステル化脂肪酸で、エネルギー源のひとつ）の濃度が高まり、血液中の栄養分が増えます。これも、空腹の抑制に働いてくれます。

無理に食事を我慢する必要はありませんが、食べ過ぎが気になる人は、食事中、コーヒーを味わって飲んでください。余分なカロリー摂取が抑えられるだけでなく、食べられないイライラも緩和することができるでしょう。

「浅煎り中挽き」で、痩せてハイパフォーマーになる！

ダイエットサポート作用のほか、コーヒーに含まれるクロロゲン酸には、多くの健康サポート作用があることが分かり始めています。

・抗酸化作用
・糖尿病の予防
・老化抑制作用
・コレステロールを抑制
・血糖値の上昇を抑制
・糖分の吸収を遅らせる

ただし、コーヒーならばどれもクロロゲン酸が多分に含まれているかというと、それは違います。コーヒー豆の煎り方や挽き方によって差が出てくるのです。

クロロゲン酸の恩恵を最大限に受けたいならば、浅煎りがおすすめ。「ライトロースト」や「シナモンロースト」と呼ばれる辺りがよいでしょう。また、挽き方は中挽き。中挽きはバランスよく成分が抽出できるとされている挽き方だからです。

コーヒーは煎り方・挽き方ひとつで味も香りも働きも変わってきます。その時の自分に合わせた煎り方・挽き方を組み合わせてカスタマイズしてください。

●焙煎度について

コーヒーの生豆を焙煎すると、化学反応が起こり、酸味や苦みが生まれます。つまり、焙煎度合こそが、コーヒーの色、味、香りに大きな影響を与えているのです。焙煎度は全部で8段階。一般的に浅く炒ったものほど酸味が強く、深く炒るほど苦みが感じられるようになります。「今日の自分」に合わせてコーヒーを活かしてください。

煎り方挽き方

段階	特徴	焙煎度	味
ライトロースト	うっすらと焦げ目がついている状態。黄色がかった小麦色。香り・コクはまだ不十分。	浅い	酸味
シナモンロースト	シナモン色。ごく浅い炒り方で、まだ青臭く飲用には適さない。	↑	↑
ミディアムロースト	茶褐色。アメリカン・タイプの軽い味わい。		
ハイロースト	ミディアムよりやや深い炒り方。喫茶店や家庭で飲まれるレギュラーコーヒーは、この段階のものが多い。		
シティロースト	最も標準的な炒り方。鮮やかなコーヒーブラウン。これも喫茶店や家庭で味わうことが多い深さ。最近ではエスプレッソ用としても用いられる。		
フルシティロースト	ダークブラウン。アイスコーヒー用の豆を炒るときはこの段階まで熱を加える。「炭焼珈琲」もこのタイプが多い。シティ同様エスプレッソにも用いられる。		
フレンチロースト	強い苦味と独特の香りが楽しめる。カフェ・オ・レやウィンナーコーヒーなど、ヨーロピアンスタイルのアレンジメニュー向きである。	↓	↓
イタリアンロースト	色は黒に近い状態。強い苦味と濃厚な味わい。これが最も深い炒り方で、かつてはエスプレッソ、カプチーノなどに使用されることが多かった。	深い	苦味

挽き方	特徴
極細挽き	砂糖に例えると「上白糖」くらいのパウダー状。エスプレッソやターキッシュコーヒーに適している。
細挽き	上白糖とグラニュー糖の中間ぐらい。ダッチコーヒーの名で知られるウォータードリップ（水出しコーヒー）などに用いられる。
中細挽き	グラニュー糖程度。一般に市販されているレギュラーコーヒーはこの挽き目であることが多い。ペーパードリップやコーヒーメーカーと相性が良い。
中挽き	グラニュー糖とザラメの中間程度。サイフォンや布ドリップ（ネルドリップ）に適している。
粗挽き	ザラメ糖程度。パーコレーターなどの、コーヒーの粉とお湯との接触時間が長い抽出に用いられる。

コーヒーを飲んだ1時間後が脂肪燃焼のピーク！

「1杯程度のカフェイン摂取で、飲んでから3時間程度3～5％、3杯程度の摂取で10％ほど代謝が上がる」

「コーヒーを飲むと脂肪代謝がアップする」

このような記事を見かけることがありますが、カフェインで脂肪の燃焼が上がるなんて信じても良いのでしょうか？

答えは、半分イエス。半分ノー。コーヒーに含まれるカフェインは、摂取後30分～1時間程度で体脂肪の分解を促進し、血液中に遊離脂肪酸として放出させます。しかし、この時点で、体脂肪が減ったと安心してはいけません。減った分の脂肪は血液中に移動しただけであり、使わなければ、また体脂肪として再蓄積されるまでです。**肝心なのは、コーヒーを飲んでから、血液中の脂肪分を消費すべく運動をすることです。**自分の運動習慣に合わせて体を動かす前にコーヒーを飲んでおけば、蓄積した脂肪分が通常よりもより多く代謝できる可能性があるわけです。「今日は外回りでたくさん歩く」という日には、脂肪燃焼のサポートとして1杯のコーヒーを活用されてはいかがでしょうか。

コラム

カフェオレとカフェラテ、何が違うの？

カフェオレ、カフェラテ。

実はどちらも「コーヒー牛乳」だってこと、ご存知でしょうか。

カフェオレはフランス語で、「カフェ」がコーヒー、「レ」は牛乳を意味します。

カフェラテはイタリア語で、「ラッテ（ラテ）」は同じく牛乳のこと。つまり、どちらもコーヒーに牛乳を加えたもので、直訳すると「ミルク入りコーヒー」あるいは「コーヒー牛乳」になるのです。

では、あの味の違いは何から生まれるのかというと……？

①コーヒーの抽出方法

②牛乳の状態（温度）

答えはこの2つです。

まず、コーヒーの抽出方法。カフェオレでは、ネルやペーパーでドリップしたコーヒーを使いますが、カフェラテはエスプレッソを使用。細かく挽いた豆に圧力をかけ、短時間で抽出したコーヒーを使います。

次に、牛乳です。どちらも温かい牛乳を使うというのは同じなのですが、その温め方が違います。

カフェオレが、鍋に入れて火にかけて温めた牛乳なのに対し、カフェラテで使うのは、蒸気で温めた「スチームドミルク」（泡立ってはいない）と呼ばれるもの。蒸気でふわふわに温めた「フォームドミルク」（カプチーノやカフェマキアートに入れられる）を使うこともありますが、いずれにせよ、なめらかな味わいになります。

フランスのカフェオレ、イタリアのカフェラテ、そして日本のコーヒー牛乳。同じミルク入りコーヒーでも、国によってこうも違いが出るのは、なかなか面白いことですね。

第3章

太らないビール、酔わないビール

仕事終わりのビール習慣が、
翌日のパフォーマンスを上げる。

「ビールを飲むと太る」「プリン体が気になる」など、何かと悪者扱いされることの多いビールですが、実は優れた機能がたくさんあります。というより、こんなに身近で、かつビジネスに役立つ飲み物はまたとないのではないかと思います。

まず、ビールには副交感神経を高め、1日の疲れを癒してくれる働きがあります。忙しく働くビジネスパーソンは、1日を通して交感神経が優位であることがほとんどです。自律神経は交感神経と副交感神経がバランスよく働くことで整いますから、どちらか一方だけが常に優位になっている状態はよくありません。しばらくはごまかせていても、直に体調不良となって現れてくるでしょう。そうならないためには、1日の終わりにしっかりと切り替えの時間を設けることです。ビールに含まれる麦芽やホップが醸し出す香りやアルコールの持つリラックス作用を活用すれば、その日の疲れを上手にリセットすることができます。ビールは単に酔うためのものではなく、飲み方次第ではビジネスパフォーマンスを底上げしてくれるすばらしい飲み物なのです。

ビールで代謝がアップする。

ビールのカロリーのおよそ3分の1は糖質。だから太りやすいと思われがちですが、糖質の他に「ビール酵母」が含まれていることに着目すると、見え方が変わってきます。ビール酵母の中には、アミノ酸、葉酸、鉄分、カルシウム、そしてビタミンB1・B6・B2・ニコチン酸・パントテン酸・B12・葉酸を始めとする各種ビタミンB群が入っています。ビタミンB群は糖質などの栄養素をスムーズに代謝し、エネルギーとして変換するという働きを持っています。**つまり、ビールには糖分もあるが、一方で代謝をサポートする成分もあるということです。**実際、スペインのエストラッチ博士とラムエラ博士は、57歳以上の男女1249人を対象にビールの調査を行ったところ、エールビールやラガービールを適量に摂取することで、糖尿病や高血圧にかかりにくくなり、なかには脂肪が減った人もいたという研究発表をしています。

もちろん、ビールを適度に飲むだけで代謝をサポートする成分が十分に摂れるというわけではありませんが、食事に上手くビールを組み合わせることで、ダイエット作用にも期待はできるということです。

ホップの苦みは胃腸を強くする。

ビールは発泡性のある飲み物です。そのため、二酸化炭素を含んだ炭酸水としての役割を持ち合わせています。胃に流れ込んだ炭酸水は胃壁に刺激を与え胃腸の運動を促します。また、二酸化炭素には血流を促進する働きもあり、消化・吸収という面でも活躍が期待できます。

ビールは炭酸を含んでいますが、それに加えてホップが相乗効果をもたらします。**ホップはビールの苦み成分でもありますが、私たち動物の多くは、この苦味によって胃腸の消化酵素の分泌が活性化されます。**たとえば、蕗の薹や芹、タラの芽など春の山菜には苦味を感じるものが多いですが、あれは、冬眠中に休んでいた動物たちの胃腸を活性化させるために欠かせません。

最近、腸内環境を整えるために乳酸菌や食物繊維を摂ることに力を入れている方を多く見かけます。免疫力の低下や大腸ガンなどが増えている日本人にとっては非常に良い傾向でしょう。しかし、胃腸の動きがスムーズで、かつ食べ物をしっかり消化することも、健康的な腸内環境を維持するためには忘れてはいけない要素です。

「とりあえず生！」は科学的に正しい。

最初の1杯でビールを注文するのは、健康的にもビジネス的にも賢い選択です。ビールには食前酒（アペリティフ）としての働きがあり、食欲増進や、場の空気を和らげるといった効果があるからです。

「食前酒ならシャンパンの方がいいのでは？」

そう思う人もいるでしょう。でも、それが取引先との宴席なら、ぜひともビールを選んでください。その方が、悪酔いするリスクが減り、先方との関係性づくりにも優位に働くと思います。

酔いの原因ともなるアルコールの分解産物「アセトアルデヒド」。これを分解・処理する際に使われる酵素「ALDH（アルデヒド脱水素酵素）」には、アセトアルデヒドが低濃度の時に働く「ALDH2」と、高濃度にならないと働かない「ALDH1」の2種類があるのですが、日本人の約半数は、生まれつき前者の活性が弱いか、欠けていると言われます。つまり、多くの日本人は有害なアセトアルデヒドを速やかに分解できない体質であり、少量のアルコールでも悪酔いしやすい「お酒に弱い」体質だということです。

ビールのアルコール度数は5～6％が主流なのに対し、シャンパンは11～12％が一般的。お酒に弱い日本人の1杯目には強過ぎます。シャンパンに含まれる炭酸が胃腸を刺激し食欲増進につながるというメリットも、炭酸飲料であるビールであれば問題なくクリアできますから、この点でもシャンパンに劣ることはありません。

最近流行りのハイボールと比較してみても、その良さは一目瞭然です。まずは、アルコール度数。ハイボールはウィスキーの炭酸水割りですから、元々のウィスキー度数や割る炭酸水量で異なります。一般的にはアルコール度数40％前後のウィスキーを4～5倍に炭酸水で割ることが多いようですので、ハイボールのアルコール度数は10％以下。しかし、ビールよりは高めです。

そして、ビールにあってハイボールにないものが「糖質」や「ビタミン＆ミネラル類」。血糖値だけに焦点を充てて考えれば、ビールを敬遠するのは理解できますが、アペリティフという存在においてはビールが上。

適度な糖分は、唾液や胃液などの消化酵素の分泌を促し、また、糖分やビタミン類はアルコール代謝の手助けにもなります。

糖分やビタミン類を含んでいるという点では、日本人に好まれる白ワインベースの軽いカクテルやカシスのリキュールを使った「キール」や「キールロワイヤル」、爽快感のあるラムベースの「モヒート」などがありますが、注意しないとアルコールも糖分も両方高めなことがあります。

これをみて分かるように、ビールは食欲を増進させ、これから飲み進めるスタートとして、優れものであるのです。

ビールはもともと薬だった。

ビールは、実は栄養価の高いお酒。アミノ酸、ビタミン、ミネラルが豊富に含まれている健康飲料です。その歴史を紐解いていくと、かつては薬として扱われていたことが分かってきました。

事実、紀元前3000年頃のエジプトでは、胃薬や湿布薬のようなものとして使われていました。日本でも、明治初期にはビールは薬局で売られていたようです。医学で有名なヒポクラテスの処方にも、ビールの主原料である麦芽が登場します。彼の処方の中には、発疹性の病気に発芽した大麦の煎汁を飲ませ排尿量を増やす治療法が記載されているそうです。ビールに欠かせないホップはハーブの一種であり、古くから鎮静・催眠、健胃などの薬理作用や女性ホルモン様作用などで知られています。

そして現代でも、動脈硬化や心筋梗塞、脳卒中といった疾病に効果があるらしいということが明らかにされています。ビールと健康に関する研究結果を、いくつかご紹介しましょう。まず最初に挙げるのは、ギリシャのアテネにあるハロコピオ大学の研究チームが行った、ビールと健康の研究結果です。

◯20代後半～30代前半の非喫煙者17名を対象に中ジョッキ1杯分（400ミリリットル）のビールを飲んでもらう。
◯ビール飲酒後、2時間ほど経ったところで心臓や血管などの循環器系にどのような影響があるかを調べる。
◯ビール飲酒前に比べて、血流はよくなり、動脈の硬さも柔軟になっていることが判明した。

European Journal of Epidemiology（疫学欧州）で発表された論文には、約20万人以上を対象に過去の研究データを分析した結果、毎日適量のビールを飲む人は心臓疾患のリスクが31％減少するという内容もあります。

国内の研究でも、ビール原料のホップに含まれる「キサントフモール」という成分に、動脈硬化の予防や善玉コレステロールを上昇させる働きがあるという研究発表などもあり、心疾患や脳血管疾患など血管系の病気で亡くなる確率が高い日本人には朗報ともいえます。

もちろん、どの研究も適量のビールを飲んで取られたデータであり、飲み過ぎは健康被害を生むことは言うまでもありません。自分に見合った量のビールを適度に摂取することが、人生の健康のエッセンスのひとつになるということです。

みんなが気になる
痛風とビールの関係。

ビールと言えば必ずと言っていいほど引き合いに出されるのが痛風です。「ビールを飲むと痛風になる」とか「痛風が怖いからビールを飲めない」などと言われますが、これらの認識は正しくありません。

痛風は、血液中の尿酸濃度が高くなり、それが結晶化することで足趾(足の指)や足首、膝などの関節が腫れて痛くなる病気です。ビールを飲むと、尿酸の材料となるプリン体を摂取してしまうため、尿酸濃度が上がり痛風になる……。理屈はこうですが、**そもそもビールに含まれるプリン体の量などたかがしれています。**メーカーによって差はあるものの、100㎖あたりせいぜい5〜12㎎程度です。

たとえば、キリッと辛口A社某ビールは100㎖あたり5・5㎎、ちょっと贅沢なS社の某ビールは11㎎。もちろん、これは100㎖あたりですから、缶や瓶、ジョッキ換算を忘れていけませんが、ビールをジョッキで1〜2杯くらいであれば、レバーやエビ、鰯や鰹などの光物の魚を食べるよりもプリン体量は少ない計算になるということです。

メーカー別缶ビールのプリン体含有量

	プリン体量／100ml（mg）	350ml 缶	中ジョッキ（500ml）
アサヒ スーパードライ	5.5（5～6）	19.25	27.5
キリン 一番搾り生ビール	7.8	27.3	39
サッポロ エビスビール	11	38.5	55
サントリー ザ・プレミアムモルツ	9.5	33.25	47.5

1日のプリン体摂取目安は400㎎。

プリン体は、タンパク質の生成過程で働くDNAになる成分の総称であり、大切な栄養成分とも言えます。まずは、「ビール＝プリン体」という概念を捨て、一日の食生活トータルでプリン体の量を考えてみてください。

食事中のプリン体含有量

食品名	プリン体含有量（mg/100g）
煮干し、かつお節、干ししいたけ、鶏レバー、丸干しいわし、豚レバー、大正えび、まあじ、牛レバー、など	特に多い食品 100 ～ 40
まいわし、かつお、車えび、大豆、牛心臓、するめいか、にじます、生さんま、あさり、など	多い食品 50 ～ 100
コンビーフ、焼きちくわ、えのきたけ、ほうれんそう、ベーコン、プレスハム、カリフラワー、など	少ない食品 20 ～ 50
ビール、鶏卵、野菜、果物、コーヒー、牛乳、プロセスチーズ、すじこ、小麦粉、かずのこ、ごはん、焼きかまぼこ、など	ほとんど含まない食品 0 ～ 20

出典：「痛風　痛みと尿酸を抑える」細谷龍男著、法研発行、1994より

汗を流した後のがぶ飲みは、痛風リスクを上げるだけ。

痛風の原因を招くのは、ビールそのものというよりも、その「飲み方」です。運動などで汗をかいた後、のどごしを味わいたいからビールを飲むまで何も飲まないという人を見かけますが、これは痛風リスクを自ら高める自殺行為に過ぎません。激しい運動を行うと、エネルギー源が大量に使われる過程で体内にプリン体が余り、結果として尿酸値が上昇します。さらに、運動による発汗で多くの水分が失われたことで血液が凝縮されているため、体内の尿酸は結晶化されやすい状態に……。ビールを飲む前でも、必ず水分補給をしましょう。

ビールのもつ利尿作用にも注意が必要です。抗利尿ホルモン（利尿を妨げる働きを持つ）の抑制の他に、ナトリウムの排出を活発にする働きが加わるため、他のお酒より利尿作用は高いと考えられます。50ｇのアルコール摂取で600～1000㎖の利尿効果があるとされているので、たとえば大瓶633㎖（アルコール度数5％）を飲めば、380～634㎖の水分が出ていく計算になります。脱水にならないよう、飲んでいる最中も水を挟むのが得策です。痛風の原因はプリン体だけではありません。運動量や水分量にも目を向けましょう。

「ビール」は、痛風の改善薬!?

痛風には、尿酸の過剰生産か尿酸の排出機能の低下が関係しています。尿酸の過剰生産の原因は、言うまでもなく、食べ過ぎ（特にプリン体を多く含むもの）ですが、忘れがちなのが、尿酸の排出についてです。私たちは尿酸を尿から排出していますが、この尿からの排出量が低下すれば、考えるまでもなく血液中の尿酸が増え尿酸値が上がります。

では、どうしたら、尿酸の排出量を増やせるのか？ 簡単にいえば、尿量を増やすことです。尿酸を十分に排出するには、2リットル近くの飲水が必要とも言われますが、インとアウトを揃えれば、意外に水分は無理なく多めに摂れるものです。ビールにはアルコールやカリウムなどを始めとする様々な成分が働き、利尿効果の高い飲み物とされています。もちろん、飲み過ぎは絶対的にNGですが、**ビールとともにお水を飲むことで、尿酸の排出をサポートできる可能性があるのです。**「痛風が怖くてビールが飲めない！」と我慢しているビジネスパーソンの方々、ビールの脇にチェイサーとして水を置いて飲めば、ビールを我慢しなくてはいけない束縛から解き放たれるかもしれません。

絶対に酔えない日は、昼間から「飲む準備」を整える。

楽しく酔うのもお酒の醍醐味ですが、ビジネスが絡んだ宴席ともなると、さすがにそうはいきません。飲みすぎて翌日に響くのも心配です。そんな「絶対に酔いたくない宴席」がある日は、昼間から「飲む準備」を整えておきましょう。

ひとつは、いつもより多めに水を飲んでおくこと。体の脱水状態はアルコールの代謝能力を下げ、酔いを招きやすくします。**水分は貯蓄できるものではありませんが、酔えない飲み会を控えている日には、朝から適度な水分摂取を心がけておくことがポイントとなります。**お茶に使われる材料には肝臓の働きを活性化させる成分が含まれるものが多くあるので、ウコン茶やクコ茶、そば茶、杜仲茶、マテ茶などもおすすめです。

飲む直前になって慌ててウコンを飲むより、日中からこうした準備をしておくことこそが効果的なのです。最低でも、1～2時間前から取り組まれると良いでしょう。

そしてもうひとつポイントになるのが、ランチタイム。ランチは、アルコールを解毒・分解するためのサポート成分を事前に摂取するベスト・チャンスです。

肝臓は、食事から得る様々な栄養素を使うことでスムーズなアルコール代謝が可能になります。もちろん、アルコールと共に食べる食事も活用されますが、食べ物が消化・吸収されるにはある程度の時間が必要です。ですから、昼間から夜のアルコール代謝に向けた栄養成分を取り入れておくと良いのです。

例えば、メインはタウリン多めの牡蠣やイカ、アジなどがおすすめ。これらの食材には、胆汁の分泌を促進し、肝臓機能を活発にさせる働きがあります。

しじみのお味噌汁付き定食などもいいでしょう。しじみに含まれるオルニチンはアルコール代謝の過程で発生するアンモニアを分解する手助けになります。

ランチはビジネスパーソンにとってフィジカルからメンタル面にまで及ぶ健康に影響を持ち、食を共にするという空間がコミュニケーションの橋立にもなれば、独りで仕事の整理や考察をする時間として有効です。ここに、夜の自分を見据えたランチを選択すれば、明日の自分にその恩恵がかえってくるはずです。

食後や、おやつと一緒にハーブティーを飲むのもよいでしょう。ミルクシスルやアーティチョークなどを使ったハーブティーには肝臓の働きを活性化させる成分が含まれています。そこまで細かくなくても、消化に時間がかかる脂肪分を含んだメニューは腹持ちがよく、「空きっ腹にアルコール」を回避してくれることに役立ちます。

一口飲んでから3分待つと、酔わない。

渇ききったのどに沁みわたる1杯目のビールがもたらす幸福感は言葉にできません。しかし、酔いたくない日は、その幸福感を3分だけ待って下さい。

一気飲みは、正直あまり体にはよろしくありません。その理由のひとつが、急激な体内へのアルコールの流入です。飲んだアルコールの2割程度は胃から吸収されると考えられていますが、空腹の状態であればあるほど、胃からの吸収速度は速く、一気にアルコールが肝臓へ回ってきます。**突然のアルコール襲撃に見舞われた肝臓は急いで仕事に取り組みますが、準備不足で十分な機能が発揮できず、分解できないアルコールが累積していくというわけです。**

肝臓にも準備運動、つまり「慣らし」が必要です。始めからグイグイと飲んではいけません。乾杯のビールは一口分程度をクピっと飲んで、3分間待ってください。この間に、空腹を和らげるために前菜をつまむのもありですが、それが仕事絡みの飲み会なら、挨拶や談笑に時間を充てるのもいいでしょう。

たった3分間で、肝臓は体内に入ってきた少量のアルコールに気づき、アルコール代謝機能を高めてくれます。

ビールを知らずして、
美味しいビールには出会えない。

その複雑な旨味や香りからは想像できないほど、ビールの材料はシンプルです。基本は、麦芽・ホップ・酵母・水の4つだけ。製法においても（種類によって多少の違いはあるものの）、①砕いた麦芽に温水を混ぜ合わせ、②麦芽の糖質分を分解し、③風味付けのホップを加え、④そこに酵母を入れて発酵させる、というステップを踏めば出来上がります。むしろ、昔はホップを使用していないビールが主流だったとも言われているくらいです。

しかし、もっとこだわりを持ちたいならば、ビールの90％以上を占める「水」の違いにも目を向けてください。たとえば、ギネスビールで有名なアイルランド・ダブリンの水は硬水、ピルスナー発祥の地であるチェコのプルゼニの水は軟水、ホップの香りを楽しむエールビールは硫酸塩が多く含まれるイギリスの水などといったように、水の性質はビールにはっきりと表れます。

つまり、どんな水で仕込むかによっても違いが生まれるのがビールなのです。

単純だからこそ、嘘が付けないビール。ビールの基本を押さえることが、ビールを美味しく飲むための第一歩でもあります。

ラベル・チェックの
ひと手間が生む大きな差。

家でくつろぎながら飲むビールは格別です。宅飲み用として缶ビールをストックしているという人も少なくないでしょう。缶ビールを選ぶときに気にしてほしいのが、裏面のラベルです。成分等が記載されたこの部分は、言わば身元証明書のようなものだからです。

特に注目すべきは、原材料。ここには、基本的には水と酵母を除いたビールに使われる材料名が記載されます。ビールの基本は「麦芽、ホップ、酵母、水」**ですから、生粋のビールは「麦芽とホップ」２つだけの記載となります。**つまり、原材料名の記載が少なければ少ないほど、本来のビールの味を楽しめるというわけです。

ただし、麦芽やホップ以外の副材料に何が使われているかによっても、旨味や香りに微妙な違いが出ます。日本においては、麦芽・ホップ・水のほかに、米・とうもろこし（コーン）・でんぷん（スターチ）・糖類等を使用することができるとされています。購入前、缶ビールのラベルをチェックする癖をつけて、自分の好みに合った一杯を見つけてください。

「ファースト・黒ビール」という健康法。

はじめの一杯を飲むときというのは、味覚が研ぎ澄まされ、そのもの自体の味わいを深く受け止めることができます。そして、これから飲み進めるにあたって、胃腸の具合を整え、肝臓の消化機能を促す飲み物であることも、一夜の充実度を左右するでしょう。だからこそ、ファースト・ビールが鍵を握るのであり、そして、ここで有力候補として挙がるのが「黒ビール」なのです。

黒ビールの定義は国よって大きく異なり、残念ながら日本の基準レベルは曖昧かつ緩いもの。簡単に言えば、「色が黒」であれば、黒ビールやブラックビールと名乗れてしまいます。

とは言え、着色料を使うような悪徳商法でない限り、濃い色のビールを造るためには手間暇もかかれば、それなりの成分も含まれます。**他のビールと比べれば、芳醇かつ独特な味わいと香りを持ち、より副交感神経に働きかけて、一日の疲れを癒してくれるでしょう。**また、ミネラルやビタミン類に加え、ポリフェノールの含有量も多いと言われますから、アルコールの分解・吸収に加えて健康面でも優れている可能性があります。

最初の一品は
「高タンパクで、適度な脂質」を
重視するのが酔わないコツ。

飲み物を生かすも殺すも、食べ物次第。ビールも同じく、一緒に何を食べるかによって、ビールの良さが引き立つこともあれば、残念な結果に終わることもあります。そして、ビールで酔わない「食べ順」と、ビールで太らない「食べ選択」があることも忘れてはいけません。

アルコールは、吸収されると同時に解毒・分解が開始されます。ですから、急激な体内への流入は避けたいものですし、アルコールの代謝も円滑に進めたいもの。**ですから、選択すべきスタートメニューは「アルコールの吸収はゆっくり、代謝はスムーズに」です。**具体的にはこんなものを頼むといいでしょう。

・居酒屋……枝豆、豆腐、マグロ刺し
・焼き鳥屋……鳥刺し、ささみ、軟骨
・焼肉屋……タン、ハツ、ミノ（塩で）
・イタリアン……牛肉or鮮魚のカルパッチョ、カプレーゼ

太らないおつまみのルール。

メニュー選びは「太るか太らないか」という大きな別れ道にも繋がります。「ビールが太る」は、ビールの罪ではなく、ビールが太る食べ物と相性が良いからだと前述しました。

ビールほどの大物に勝てるメニューは、それなりのカロリーも持ち得てしまうことが多いのです。ですから、ビールに負けずに劣らぬパワーと心も胃も満足感が溢れる持つメニューが必須になります。

食中は「刺激的かつ食べ応え」に注目して料理を選ぶようにしてください。

たとえば、薬味を活用するメニュー。豆腐や青魚などが該当します。

まず、豆腐は高タンパク・低脂質であり、カロリー数に対してボリューム感があります。さらに、薬味が活かせる食材で、冷奴や湯豆腐、麻婆豆腐、具沢山の栃尾油揚げなど、ビールに負けない料理が豊富です。

鯵、鯖、鰯、鰹などの青魚（光物）と呼ばれる魚にも、薬味は欠かせません。葱、生姜、茗荷はアルコールの代謝を促します。また、脂質も多めですが、青魚に含まれるＤＨＡやＥＰＡという脂質は、善玉コレステロールを増やしたり、動脈硬化を予防・改善、脳の活性化などに期待をもてる、体に嬉しい脂です。

焼肉やステーキでビールに合わせるならば、「赤身」を選んでください。肉自体がエネルギー代謝を高めるので、もともとダイエット向きと言われている食材ですが、赤身にはビールの代謝を助ける栄養素も豊富です。

焼き鳥屋さんやお蕎麦屋さんで遭遇しやすい「鴨メニュー」もおすすめです。居酒屋さんなら馬肉やクジラ肉、フレンチならばジビエなどもいいでしょう。

エスニック・アジア料理は基本的に刺激的です。辛さもあり、代謝が亢進して、ビールに合いながらも太りにくさも演出してくれます。

〆はラーメンではなく、雑炊・お茶漬け・卵かけご飯を選ぶ。

お酒を飲むとなぜか「ご飯もの」が食べたくなりますが、この現象は科学的に仕方のないこと。なぜなら、アルコールを分解するときには糖質が必要であり、アルコールをある程度まで飲むと自然と体が糖質として「ご飯もの」を欲求するです。

しかし、欲望のままになんでもかんでも食べてしまっては、できるビジネスパーソンとは言えません。欲求を満たしつつも、太らず、次の日に酔いを持ち越さないよう、メニューを選ぶようにしましょう。

おすすめは、何と言ってもお米です。**意外と知られていませんが、お米は料理によってはカロリー控えめで、腹持ちが良い食材。**最も危険だとも思われるメラーメンを回避するための策にもなります。

和食、居酒屋系なら、御雑炊、お茶漬け、卵かけご飯を、洋食系ならリゾット、ドリアといったものを選びます。

また、腹八分目は、アルコールも一緒。次の日の美味しいビールを飲みたければ、はしご酒は禁忌です。

温度にこだわれば、2杯目以降が格段に美味しくなる。

経済学的な考え方に「限界効用」というものがあります。

事典を引くと、「財の消費量が1単位増加したときに得られる効用の増加分」などと書いてありますが、簡単に言えば、あるものに対してお金を払って満足を得た後、さらに追加してお金を払ったときに増える満足度のこととも言えます。

ビールを2杯以上続けて飲むならば、この「限界効用」をいかに増大させるか、真剣に取り組むべきなのです。

通常であれば、1杯目のビールの満足度に2杯目のビールが勝つことは無いでしょう。1杯目で得られた喉越しと爽快感は2杯目に残っていません。3杯目にもなるとお腹も膨れて、次杯への物欲感すら薄れてきます。

つまり、普通に思慮なくビールを飲んでいては、飲む量が増える（消費量が進む）につれて、次のビール（新たな消費）への満足度（限界効用）は小さくなっていくということです。これを、限界効用の逓減の法則と言います。

ビールを飲み進めるにあたって、限界効用を低下させることだけは避けたいものです。

その最も簡単な作戦としては「温度」があります。飲み物は温度によって、人間へ与える感覚が変わります。そして、ビールは温度によって味覚への旨味と体への効用を変化させる飲み物のひとつです。

つまり、１杯目、２杯目……と飲み進めるごとに温度に変化を持たせれば、飽く無き快感と旨さを継続できるかもしれないのです。そして、ここにアルコール度数も組み合わせれば、温度の差を最大限に活かせるばかりか、酔いにくい飲み方へもつながります。

おすすめは、１杯目は喉越しと爽快感を重視し、度数低めをキリッと冷たく。１杯目で落ち着いたら、２杯目は味わいと香りを心ゆくまで楽しむために度数と温度を上げます。

一般的に、度数低めのラガーは冷たい方が、度数高めのエールはやや温度高めがよいと言われていますから、この作戦は、科学的にも推奨されます。

●アルコール度数が低い銘柄
ラガー……適温4～9度
●アルコール度数が高い銘柄
エール（ケルシュ、ペールエール）……適温9～13度

コラム

エールとラガーの違い

ビールの分類には色々とありますが、発酵の方法で大きく2つに分けられます。それが「エール」と「ラガー」です。エールは、大麦麦芽を原料に上面発酵酵母（エール酵母）を使用し、常温（20℃前後）で短期間に発酵させる昔からあるスタイル。発酵過程で酵母菌が上面に浮き上がってくることから、上面発酵酵母と呼ばれています。

現在のビールの大半がホップを使用していますが、歴史が古いエールはホップなしで製造されており、もともとエールは「ホップを入れない醸造酒」としてお茶代わりに飲まれていたくらいの存在です。

一方、ラガーは大麦麦芽を原料に下面発酵酵母（ラガー酵母）を使用し、低温（10℃前後、それ以下のものある）で長時間かけて発酵させる最近のスタイル。発酵過程で酵母菌がどんどんと下に下がってくることで下面発酵酵母と呼ばれています。

　ラガーは大量生産向きで、一般的に普及している日本のビールの多くはラガーにあたります。エールとラガーは、味わいや香りだけでなく成分にも差があり、この違いは、ビールが心身に与える影響にも違いをもたらします。

エールとラガーの違い

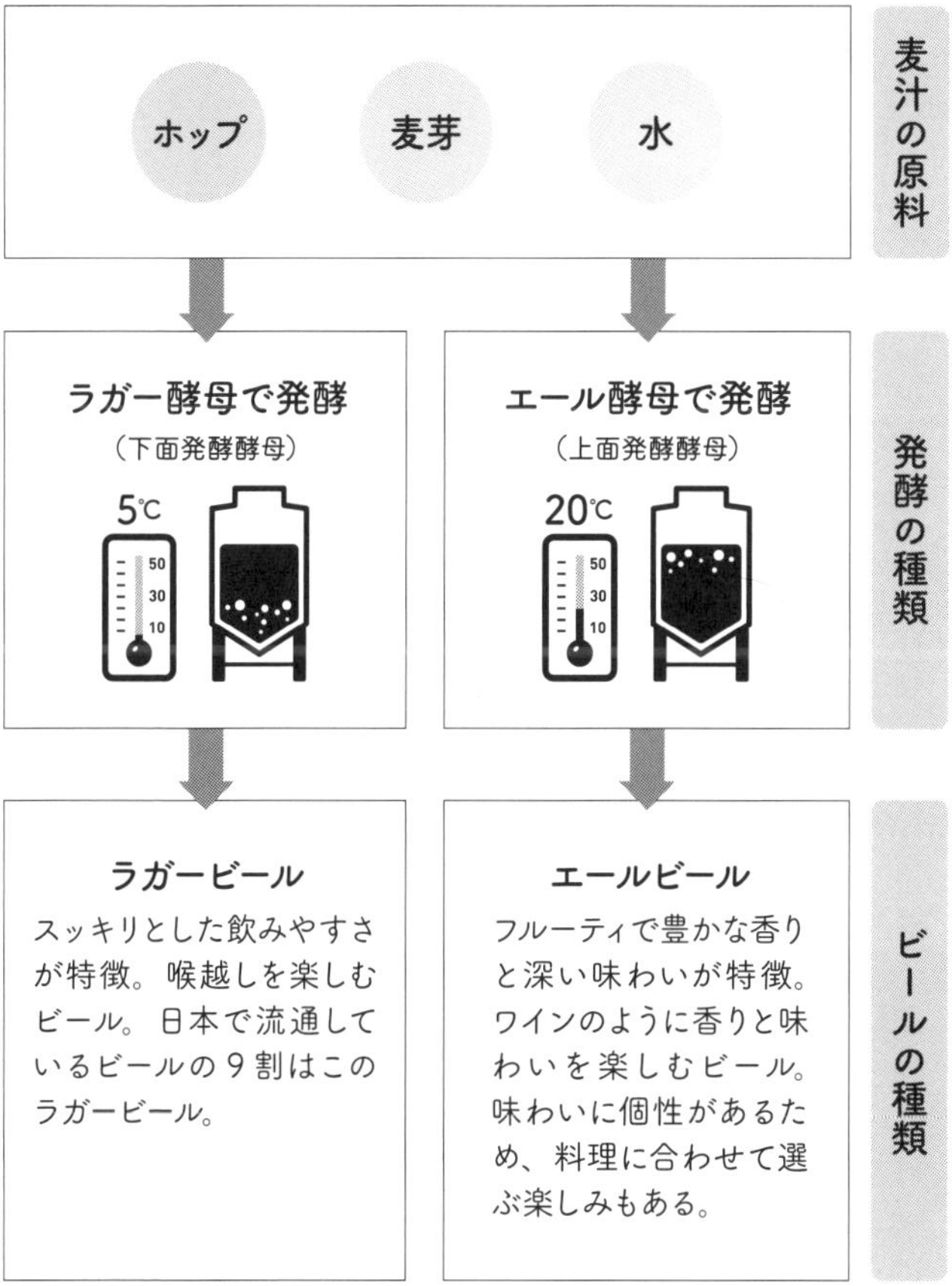
麦汁の原料
ホップ
麦芽
水
発酵の種類
ラガー酵母で発酵
（下面発酵酵母）
5℃
50
30
10
エール酵母で発酵
（上面発酵酵母）
20℃
50
30
10
ビールの種類
ラガービール
スッキリとした飲みやすさが特徴。喉越しを楽しむビール。日本で流通しているビールの9割はこのラガービール。
エールビール
フルーティで豊かな香りと深い味わいが特徴。ワインのように香りと味わいを楽しむビール。味わいに個性があるため、料理に合わせて選ぶ楽しみもある。

第4章

パフォーマンスを底上げする水分補給のルール

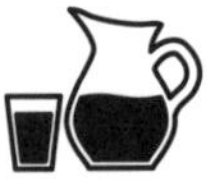

ルール１

デスクには２ℓペットの水を常備。のどが渇く前に飲む！

疲れと不調の原因は「かくれ脱水」にあり

ここまで、ビジネスマンの二大飲料「コーヒー」と「ビール」の効果的な飲み方についてお話ししてきましたが、この第4章では、「水」の話をしたいと思います。

水は、よいコンディションをキープするうえで欠かせない存在です。いくらコーヒーとビールで自律神経を整えても、水分補給が不十分では、実はあまり意味がありません。先にも触れたように、この2つには利尿作用がありますから、余計に水分摂取をセットで考えてあげる必要があるのです。

皆さんは普段、どのくらい水を飲んでいますか?

おそらく、あまり意識していないという人がほとんどではないでしょうか。

もしそうであれば、一度「かくれ脱水」を疑ってみる必要があるかもしれません。**かくれ脱水とは数年前に流行った言葉で、知らない間に体液(血液を含め**

私たちの身体を満たしている水分）を失う「脱水症」になりかけている状態のことを言います。私たちの体は、大人であれば6割がこの体液で満たされているとされています。

・酸素や栄養素を速やかに運び、二酸化炭素や老廃物などの不要になったものを除去する（新陳代謝）
・体温を一定温度に保つ（**ホメオスタシス**）
・ホルモンや免疫系の働きを助ける

といった、生命活動を根源から支える数々の役割を果たしているため、主成分である水の摂取が不十分であると、この体液が失われ、様々な不調を引き起こします。具体的には、新陳代謝が滞るので肥満やむくみを招きやすく、老廃物の蓄積で疲労も加速します。腸内環境が悪化し便通が乱れ、ホメオスタシスが崩れることでストレスが溜まり、ホルモンや免疫系の働きも低下。冷えや肌荒れなど、美容面にも悪影響を及ぼします。

「最近疲れがとれない」

「何かとイライラしやすい」

「お通じや肌の張りが悪い」

こんな症状を感じたら、1日の水分量や水分補給の仕方を見直す必要があるでしょう。

のどが渇いてからでは遅い

では、いったいどれくらいの水を飲んだら、ベストなコンディションを保てるのでしょうか？

私は、「水は1日3ℓ」を推奨・実践しています。

こう断言すると、「え、そんなに？」と驚かれることが多いのですが、私は、長年患者さんを診てきた経験から、よいコンディションを保つためにはこれくらいの水分摂取が必要だと考えています。

水は常に体内を循環し、一瞬一瞬、失われています。のどが渇いたと感じてからでは、すでにかくれ脱水に陥っている可能性が高いので、そうなる前にこまめに飲むことを習慣づけることが大切です。

3ℓも飲める気がしない。最初はそう思うかもしれませんが、1回あたりに飲む量はたったのコップ1杯（200㎖）です。例えば、朝起きて1杯、家を出る前に1杯、会社に着いたら1杯、ブレイクタイムに1杯、ランチ前に1杯……というように、1日を通してこまめに飲む習慣をつければ、3ℓなんて意外に楽勝です。

ただし、次に挙げるもの（天然水や水道水といった「真水」以外の飲み物）には注意が必要です。利尿作用で脱水気味に傾いたり、糖分の過剰摂取になることがあります。

・コーヒーや緑茶などのカフェイン飲料
・砂糖などの糖質やカロリーなどを含む清涼飲料水
・ビールなどのアルコール飲料

メインで飲みたいのは「真水」です。それ以外での水分補給は、内容もしっかり考えて選んでください。

いつでも気軽に飲めるよう、会社のロッカーや自分のデスク下に2ℓペットボトルを常備しておいてもいいでしょう。とにかく習慣づけることがポイントですから、ぜひいろいろと工夫してみてください。

とくに、寝る前、起きた後の1杯は欠かさないようにしましょう。寝ている間は汗や呼気などでコップ1杯以上の水分を失うと言われます。血圧が下がって血液がゆっくりと流れるため、水分不足で脱水していると血液がドロドロになって血管が詰まりやすく、心筋梗塞や脳梗塞を誘発します。

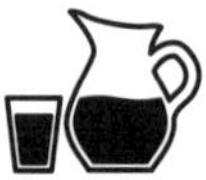

ルール2

天然水は「ナチュラルミネラルウォーター」を選ぶ！

硬水と軟水、だけではない

水にも種類があるのをご存知でしょうか？
日本では、天然水は次の４つに分類されます。

①ナチュラルウォーター
②ナチュラルミネラルウォーター
③ミネラルウォーター
④ボトルドウォーター

なかでもおすすめしたいのが、ナチュラルミネラルウォーター。水分だけではなく、身体に有益なカルシウムやマグネシウムといったミネラルが、天然のままで溶けている天然水です。

天然水は、カルシウムとマグネシウムの含まれる割合によってこの2つのどちらかに分けられます。簡単に言うと、両方とも多く含むのが硬水、逆に両方とも少ないのが軟水です。前者は海外、後者は日本の天然水に多く見られます。

一見、カルシウム・マグネシウム含有量の高い硬水の方がなんとなく体によいように感じますが、一概にそうとも限りません。軟水には、カルシウム・マグネシウム以外の有益なミネラルがバランスよく含まれているからです。

今、日本には数多くの天然水が存在しています。自分に合ったもの、好きなものを探すつもりで、ぜひ、いろんな水を飲んでみてください。きっと、普段の水分補給が楽しくなると思います。

４つの天然水

名称	内容
ナチュラルウォーター	特定の水源より採水された地下水が原水。沈殿、ろ過、加熱殺菌以外の処理を行っていないもの。
ナチュラルミネラルウォーター	ナチュラルウォーターのなかで、ミネラルが天然の状態で溶け込んでいるもの。処理の方法はナチュラルミネラルウォーターと同じ。
ミネラルウォーター	ナチュラルミネラルウォーターのなかで、品質の安定のためにミネラル分の調整を行ったもの。複数の原水の混合、紫外線やオゾンによる殺菌を行ったもの。
ボトルドウォーター	他の３種類の飲料水以外で、処理方法の限定がなく、飲用に適した水。純水、蒸留水、水道水などがある。

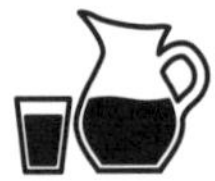

ルール3

夕食時の水を水素水に代える

活性酸素に対抗する水素水パワー

水素には活性酸素を無毒化する働きがあるらしい――。２００７年、日本医科大学のグループが発表した論文がきっかけで、水素の持つ働きが注目されるようになりました。最近、水素を溶存させた水素水がスーパーでも買えるようになったので、ご存知の方も多いかもしれません。

活性酸素は体をさびつかせ老化を進める、といった悪いイメージが先行しがちですが、本来は身体に必要なもので、体内に入り込んだ細菌類の駆除や、酵素の働きを促進するといった効果があります。また、呼吸で取り込んだ酸素のうち２％は活性酸素になると言われているように、普通に生活していても自然につくられるものなのです。

問題は、その量が増えすぎたり、「ヒドロキシラジカル」をはじめとする悪玉活性酸素が発生したりすること。強力な酸化力によって細胞がダメージを受け、体内のあらゆる組織が衰えていきます。強いストレスや紫外線、食生活の乱れなど、活性酸素が増える原因は様々ですが、工夫次第で減らすことは可能なはず。そのひとつの方法として、水素水を使わない手はありません。水素自体は、実は腸内細菌によって体内でも自然につくられていて、体中を循環することで抗酸化作用を発揮しています。しかし、活性酸素は生きている限り増えていくわけですから、ある程度、外から補ってあげることが必要になることもあります。

水素水を飲むことで、手軽に素早く水素を補う。

これこそ、忙しい現代のビジネスパーソンにこそ必要なことではないでしょうか。**私自身、体調に合わせて、1日に飲む水の一部に水素水を取り入れています。**

市販の水素水を選ぶときは、次の4つの点に着目してみてください。

①容器……アルミ缶、アルミニウム製のアルミパウチ（ペットボトルはNG）

②水素濃度……0・8ppm以上（1ℓあたり0・8㎎の水素が入っている）
※ppm《ピーピーエム》……「parts permillion」の略（100万分のいくらかという割合を示す単位で、1ppm＝0・0001％を表す）
③抗酸化力……酸化還元電位のマイナス度が高く、還元力の高いもの
④メーカーの信頼性……効果を必要以上に煽るようなメーカー、商品ではなく、信頼のおけるもの

そして最後にもうひとつ重要なのが、自分の体に合っているかどうか。実際にいくつか飲んでみて、都度体調の変化や疲れ具合を感じとるようにしましょう。

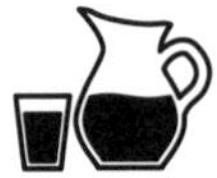

ルール4

食事のお供は炭酸水をチョイス

「ガス入り」で疲労回復

外食の際、私は炭酸水をオーダーするようにしています。食事と一緒に炭酸水を飲むことで、単に水分補給としてだけでなく、身体にとってプラスに働く効果が得られるためです。

まず、炭酸水に含まれる炭酸ガスには、胃の粘膜を適度に刺激し、胃酸の分泌を促す働きがあります。口の中がスッキリとするので、食材そのものの味が引き立ち、その後の食事がより一層美味しく感じられる、というのもポイントです。天然水を使った炭酸水であればミネラルを同時に摂取できますし、レモンやライムを絞れば、不足しがちなビタミンも摂ることができます。

また、炭酸水は少量であれば食欲を高めますが、少し多めに飲むと、炭酸ガ

スが膨らみ、逆に満腹感が高まって食べ過ぎの予防にもなります。

炭酸ガスの持つ働きとしてもうひとつ、よく挙げられるのが「血行促進作用」です。炭酸ガスはつまるところ二酸化炭素ですから、体内では呼吸によって生じる老廃物と認識されます。血液中の二酸化炭素が増えると、老廃物としての二酸化炭素を素早く体外に押し出そうと、血流が促進されるのです。同時に二酸化炭素以外の老廃物も除去されるため、疲労回復効果もあると言われています。

この効果を享受する方法としては、例えば「自家製炭酸風呂」はいかがでしょうか? 温泉施設でよく目にする炭酸風呂は、実は自分でも手軽につくることができます。

必要なのは重曹とクエン酸だけで、どちらも薬局で手に入れられるものです。やることも単純で、それぞれを空き瓶に入れて混ぜておき、入浴の際にお好みで入れるだけです。

このように炭酸水には、胃の働きを助けるだけではなく、食事をより楽しめて、かつ栄養補給や健康維持のための効果も期待できるのです。

砂糖だらけの清涼飲料水には気をつける

ただし、同じ「ガス入り」でも、トニックウォーターやジンジャエールなどの甘い清涼飲料水はお勧めできません。

この手の飲料には、ペットボトル５００㎖につき、スティックシュガーおよそ16本分の糖質が入っています。飲みすぎは明らかにカロリー過多ですし、血糖値が乱高下し、パフォーマンスを低下させる原因にもなります。

家で炭酸水を常飲するのは難しいかもしれませんが、せめて外食のときだけでも、ガス入りをオーダーするようにしてみてはいかがでしょうか？

ルール5

宴席にはチェイサーを
デフォルトでセットする

アルコールを楽しむときこそ水分補給が重要

お酒のもつ「百薬の長」としてのパワーを有効活用するためには、水分補給が欠かせません。

ビールをジョッキで2杯飲むと、約1ℓの水分が体内に入ってきます。しかし、アルコールの利尿作用によって尿として排泄される水分量はおよそ1・1ℓで、結果的に100㎖分脱水していることに……。しかも、ここで失われているのは、飲んだばかりのビールの水分ではなく、血液や体液に含まれている水分です。そんな大事な水分が奪われてしまっては、いくら元気な人でも不調を感じることになるでしょう。

そもそもアルコール代謝自体に大量の水を消費するので、身体はどんどん脱水状態になっていきます。アルコールが回ってくると自分がどのくらい酔っているのかの感覚も鈍くなり、ますますお酒を飲んでしまい、そうこうしているうちに身体中の水分が枯渇していくということにもなりかねません。

この悪循環を防ぐには、お酒は水とセットで楽しむものだという認識を持つこと。このマインドセットこそが、お酒を本当の意味でおいしく賢く味わうためのカギなのです。

できる人のチェイサー活用術

とは言え、

「飲み会で酒以外の飲み物を注文するのは気が引ける」

「仲間内ならともかく、取引先が相手ではちょっと……」

などと感じる人もいるのではないでしょうか。

そんなときは、チェイサーをデフォルトでセットしてしまえばいいのです。**水が手元にあることを当たり前の状況をつくることで、お酒の合間の水分補給が比較的自然とやりやすくなります。**

自分が幹事の場合はとくにやりやすいと思います。事前にお店側に、お水は全員分、最初からセットしておいてもらえるように言づけておく。これだけで、状況は違ってきます。幹事でなくても、自分が水を頼むときに「全員分お願いします」と付け加えれば自然です。

ペース的にはお酒１杯につきお水を１杯、くらいがベストですが、アルコール耐性は個人差があります。その日の自分のコンディションと相談しながら量を調節するようにしましょう。

ルール6

コーヒーを淹れるなら軟水を使用

うまいコーヒーは水選びから

天然水の種類の箇所で触れましたが、水は硬度で２つに大別できます。カルシウム・マグネシウムの含有量が多いものが硬水、低いものが軟水、といった具合です。

コーヒーを楽しむとき、水選びはけっこう重要です。例えば自分で淹れるとなると、硬水と軟水どちらを選んだらいいのでしょうか？

好みがあるので一概にこれが正解とは言えませんが、この場合、私はよく、軟水を使用しています。軟水自体が口当たりよく、まろやかで飲みやすいため、コーヒーもマイルドに仕上がります。同じ理由で、緑茶を淹れたりするのにも向いていると思います。

一方、硬水で淹れると、苦みが際立った、刺激的な味になります。軟水よりもカルシウム・マグネシウムを多分に含んでいることや、肉料理に使うと臭みがとれやすいこと、パスタを茹でると独特のコシが出ることなど、硬水にも多様な効果、使い方があります。

軟水と硬水、それぞれの持つ特徴や利点を意識したうえで活用すると、水に対する見方、イメージが変わって面白いと思います。それに、コーヒーはなんといっても淹れたてがいちばん！ 休みの日など時間に余裕のある時には、じっくりドリップしてみるのもおすすめです。

カフェインの利尿作用に注意

アルコール同様、カフェインにも利尿作用があります。お酒を飲んだら水を飲むのと同じように、コーヒーを飲んだら必ずコップ1杯の水を飲む。これを習慣化してください。

カフェインの利尿作用を無視してコーヒーばかり飲んでしまうと、出て行く水分が多くなり、気づかないうちにかくれ脱水に陥ってしまいます。

コーヒーと水をセットで飲んでおくと、口臭予防にもなります。心がけてみてください。

コラム

あなたは毎日、どのくらいの水を飲んでいますか？

1日に必要な水分量として私は3ℓを推奨していますが、左ページの計算式を活用すれば、今の自分にはどれだけの水が必要なのか、より正確に把握することができます。

また、1日を通して実際にどのくらいの水分が出たり入ったりしているのかを数値化した表も用意してみました。私たちの体は常に代謝を繰り返し、水を体外へ排出したり取り込んだりしながら、よどまないようにつくられています。

水分摂取を上手に行うことは、健康増進や老化予防につながります。どうぞこれを機に、普段の水分補給を見直してみてください。

※代謝水……食べ物が分解される過程で生じる水分
※不感蒸泄……知らぬ間に、呼吸や皮膚などから空気中に失われていく水分

第4章
パフォーマンスを底上げする
水分補給のルール

水分摂取を数値化してみよう

1日に飲み物から取り入れる水分摂取量の目安

体重 [　　　] kg × 40～50ml ＝ [　　　] ml

※この計算式は平均的な成人の水分摂取目安量を出すためのものです。年齢、体重、体の状態などを考え、毎日の生活に合わせて水分摂取を心がけてください。

1日の推定水分出納バランス（体重60kgの成人の場合）

体内に入る水分（ml）		体外に出る水分（ml）	
飲料水	1000～1200	尿	1000～1400
食べ物	1000	便	200
代謝水	200～300	不感蒸泄	700～900
合計	2200～2500	合計	1900～2500

おわりに

私の医療のモットーは、「我慢しない」＆「難しくない」ことです。

人間の心身にとって最もよくない因子とも言える「ストレス」。日常生活を邪魔し、心を痛めるばかりか、病気の原因にすらなってしまいます。

それなのに、ストレスが体によくないと重々に理解しながらも、健康を得るためにストレスを生み出していたら、本末転倒もいいところです。

「1日を終えてビールでカラダを潤したい！」

と思いながらも、

「痛風が怖いから、我慢しよう」

「太りそうだから、我慢しよう」

などと、日々「我慢」というストレスを蓄積させているあなた。

それは、体のためではなく、心身を蝕む行為のひとつになっているかもしれません。


そして、日常生活で健康を得る基本は「難しくない」ということも大切です。

たとえば「生活習慣病」や「メタボリックシンドローム」。この類いの診断を受けると、必ず「運動しなさい、食べることを我慢しなさい」と言われますが、元々、運動習慣があり食事制限できる人間だったら、生活習慣病になんてなっていないでしょう。


つまり、自身の健康な体を維持するには、難しくなく日常生活に取り込みやすいことも大切なのです。「毎日飲むコーヒー」にちょっとした工夫をするだけで健康になれるとしたら、こんなにもスムーズかつ効率的なことはありません。

私の医療のモットーは、「我慢しない」＆「難しくない」こと。

我慢から生まれるストレスを取り払い、日々の暮らしのちょっとした工夫で、より充実したビジネスパーソンライフが演出できるようになることを願っています。

馬渕知子

巻末付録
コーヒーとビールのトリビア集

アイスコーヒーは
ジャパンメイド

暑い季節に欠かせないアイスコーヒー。コーヒーは異国から来た飲み物、というイメージがあるかもしれませんが、アイスコーヒーはなんと日本生まれだった、という説があるのです。

明治時代にコーヒーを冷やして飲み出したのが始まりとされ、当時は冷蔵庫がなかったので、コーヒーをガラス瓶に詰め、井戸水に浸して冷やしていたと言われています。

かつては
「悪魔の飲み物」だった

コーヒーがヨーロッパに伝わったのは1600年代。イスラム（アラビア半島）からやってきた黒い飲み物を「悪魔の飲み物」と恐がる人もいました。ところが、時のローマ教皇、クレメンス８世は「こんなに美味しいものをキリスト教徒が飲まないのはもったいない」と、コーヒーに洗礼をほどこします。こうして教皇公認のキリスト教徒の飲み物となったことで、コーヒーはさらなる広がりを見せることになったのです。

コーヒー、名前の由来

英語で「Coffee（コーヒー）」、ドイツ語で「Kaffee（カフェー）」、フランス語では「Café（カフェ）」と綴られるコーヒー。これらは、コーヒー原産国のエチオピアの地名「Kaffa（カファ）」に由来するという説がひとつ。そして、コーヒーを飲むと、お酒を飲んだときのように体が興奮し、心身ともに元気になることから、「ワイン」を意味する言葉として使われていたアラビア語の「Qahwah（カフワ）」に由来するという説も。

ナポレオンが愛したコーヒー

軍隊の飲み物にコーヒーを採用するなど、ナポレオンはコーヒー愛好家として知られています。そして、彼の愛したコーヒーとして有名なのが「カフェ・ロワイヤル」。ブランデーを染み込ませた角砂糖に火をつけて溶かし、コーヒーに入れて飲むというスタイルです。

ブランデーの香りに砂糖の甘み、そしてコーヒーのコクもしっかりと味わえるなんて、コーヒーとお酒好きにはたまらない１杯ですね。

缶も瓶も実は生ビール？

生ビールと聞いて多くの人が思い浮かべるのは、おそらくジョッキに注がれたものでしょう。でも実は、瓶ビールも缶ビールも、生ビールに該当します。

生ビールの定義は「熱処理をしていないビール」のこと。かつては長期保存のためこの工程が必要でしたが、現在はろ過技術が向上。日本で売られているほとんどの缶・瓶ビールは熱処理がされていません。そのため、缶ビールも瓶ビールも、「生ビール」と言えるのです。

泡のひみつ

ビールの泡は重要です。ジョッキの中のビールが空気に触れて味が落ちる（成分が変わるため）のを防ぐとともに、炭酸ガスを逃さないよう「蓋」としての役割も担っています。

また、泡が断熱層となって、ジョッキ内のビールがぬるくなるのを防いでくれたり。

ビールの美味しさの決め手は「泡のなめらかな口当たり」と言っても過言ではありません。ビールと泡は７：３を目安に注ぎましょう。

ホットビールはいかが？

その名の通り、ビールを温めて楽しむ「ホットビール」。日本ではあまり知られていませんが、ドイツやベルギーをはじめ、海外では古くから親しまれてきた飲み方です。日本の熱燗に近いかもしれません。スパイスや砂糖、はちみつ、シナモンを入れて飲むのが主流で、おつまにはナッツやクッキーなどがよく合います。体を温めたい時、風邪気味の時には、温かいビールもおすすめです。

ビールの適温

ビールはキンキンに冷やしてナンボでしょ。そう思っている人が多いと思いますが、冷やしすぎはあまりよくありません。ビールを冷やしすぎると、本来の味や香りがわかりにくくなったり、泡が立ちにくくなったりします。さらに、「寒冷混濁」状態（濁り）が生じることも。

その日の気温や好み、銘柄にもよりますが、ラガーなら基本は４～９℃くらいが、美味しく楽しめる温度の目安になります。

[著者略歴]
馬渕知子（まぶち・ともこ）
マブチメディカルクリニック院長／学校法人 食糧学院 副学院長
東京医科大学医学部卒業後、同医科大学病院皮膚科学講座に所属しながら同病院に勤務。その後マブチメディカルクリニックを開院、現在に至る。内科・皮膚科学、アンチエイジング医療、分子整合栄養学を専門に、あらゆる科との提携を結び、人間の体を総合的にサポートする医療を推進している。栄養学や食文化にも精通しており、2014年〜ミラノ国際博覧会日本館サポーター、2015年〜東京栄養食糧専門学院副校長に就任。「水は1日3ℓ」を推奨・実践するなど、かねてより水分補給の重要性を説いており、カフェインやアルコールを摂取したときの人体への影響などについても独自に調査を重ねている。主な著書に『からだを救う水の飲み方、選び方 水は最高のサプリメント』（講談社）がある。

朝《あさ》のコーヒー、夜《よる》のビールがよい仕事《しごと》をつくる

2017年7月21日　初版発行
2025年5月11日　第5刷発行

著　者　馬渕知子

発行者　小早川幸一郎

発　行　株式会社クロスメディア・パブリッシング
〒151-0051 東京都渋谷区千駄ヶ谷4-20-3 東栄神宮外苑ビル
https://www.cm-publishing.co.jp
◎本の内容に関するお問い合わせ先：TEL（03）5413-3140／FAX（03）5413-3141

発　売　株式会社インプレス
〒101-0051 東京都千代田区神田神保町一丁目105番地
◎乱丁本・落丁本などのお問い合わせ先：FAX（03）6837-5023
service@impress.co.jp
※古書店で購入されたものについてはお取り替えできません

カバーデザイン　小口翔平（tobufune）
本文デザイン　安賀裕子（cmD）

印刷・製本　中央精版印刷株式会社

　ISBN978-4-295-40107-0　C0030